ORTHODONTIA

OU

MALPOSITION DES DENTS HUMAINES

MOYENS PRÉVENTIFS ET CURATIFS

PAR

Le Dr S.-H. GUILFORD

PROFESSEUR DE PROTHÈSE DENTAIRE ET DE DENTISTERIE OPÉRATOIRE

AU COLLÈGE DENTAIRE DE PHILADELPHIE, ETC. —

Traduction du Dr G. DARIN

Ouvrage approuvé par l'Association nationale des Facultés dentaires
pour servir de Manuel dans les Ecoles de son ressort

PUBLIÉ PAR C. ASH ET FILS

LONDRES

Succursales { Paris, Berlin, Hambourg, Vienne,
Saint-Pétersbourg, Copenhague,
Liverpool, Manchester,
New-York (Etats-Unis).

PARIS, rue du Quatre-Septembre, 22

PLOMBAGES A L'AMALGAME

LIMAILLES MÉTALLIQUES

PREMIÈRE ET SECONDE QUALITÉ

De C. ASH et Fils

Ces deux plombages métalliques ont été employés en quantité considérable depuis près de **quarante ans**, et, durant cette période, les fabricants ont reçu les témoignages les plus nombreux quant à leur excellence et à leur durée.

Aussi apportent-ils les soins les plus minutieux dans la préparation de ces produits, désireux de leur maintenir cette renommée.

La première qualité donne à l'analyse une proportion d'or beaucoup plus considérable que dans tout autre amalgame en usage.

La seconde qualité n'est égalée par aucun autre plombage métallique du même prix.

PRIX

	fr.	c.
Première qualité, en flacons ou paquets d'une once, d'un quart d'once ou d'une demi-once . . . . . . L'once.	28	»
Seconde qualité, en paquets d'une once	12	»
— d'une once, avec même quantité de mercure pur. La boîte.	13	25
Mercure distillé et chimiquement pur . . . . . La livre.	15	»
— en flacons de 3 onces	3	»
— une once dans une bouteille en buis.	1	65
— purifié par l'électricité, en flacons de 1, 2 ou 3 onces. L'once.	2	50

ORTHODONTIA

OU

MALPOSITION DES DENTS HUMAINES

MOYENS PRÉVENTIFS ET CURATIFS

ORTHODONTIA

OU

MALPOSITION DES DENTS HUMAINES

MOYENS PRÉVENTIFS ET CURATIFS

PAR

Le Dr S.-H. GUILFORD,

PROFESSEUR DE PROTHÈSE DENTAIRE ET DE DENTISTERIE OPÉRATOIRE

AU COLLÈGE DENTAIRE DE PHILADELPHIE, ETC.

Traduction du Dr DARIN

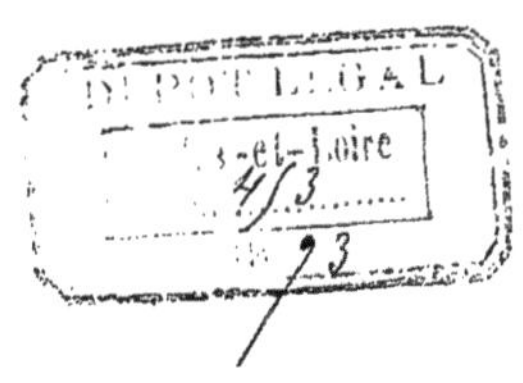

PUBLIÉ PAR C. ASH ET FILS

LONDRES

Succursales { Paris, Berlin, Hambourg, Vienne,
Saint-Pétersbourg, Copenhague,
Liverpool, Manchester,
New-York, États-Unis.

PARIS, rue du 4 Septembre, 22.

PRÉFACE

Cet ouvrage a été écrit à la demande de l'Association nationale des facultés dentaires, qui a décidé de préparer une série de manuels destinés aux écoles dentaires américaines. Le livre une fois terminé, fut examiné et approuvé par l'Association à sa réunion d'août 1889, à Saratoga.

L'exposition de la science, sous la forme la plus simple et la plus directe, étant la caractéristique d'un manuel, l'auteur s'est efforcé de traiter le sujet d'une manière aussi concise que possible et d'exprimer ses idées et celles d'autrui en un langage propre à être facilement compris des commençants aussi bien que des praticiens un peu plus avancés dans cette branche particulière de notre art.

Il a encore visé à conduire l'étudiant pas à pas en partant des faits les plus simples pour arriver aux plus compliqués et aux plus difficiles. Dans ce but, il commence par exposer les principes, puis il explique les principales méthodes employées et montre enfin la corrélation des principes et des méthodes dans leur application pratique aux cas types. Dans la troisième partie, les différentes formes d'irrégularité ainsi qu'une variété de procédés propres à les corriger, sont disposées suivant des chapitres et un ordre tels qu'il est facile de s'y reporter pour trouver le mode de traitement des cas qui se présentent à l'observation.

Si l'ouvrage répond au but de l'auteur, celui-ci sera amplement récompensé. Il ne saurait trop remercier les vingt-cinq professeurs de prothèse des collèges dentaires américains qui ont bien voulu lire son manuscrit, et qui ont beaucoup contribué à son amélioration par leurs critiques amicales et leurs précieux conseils.

Il exprime aussi sa reconnaissance au professeur W.-F. Litch pour l'important concours qu'il lui a prêté et à S.-S. White C°, Lea, Brothers et C°, P. Blakiston fils et Cie, ainsi qu'aux autres éditeurs et auteurs qui lui ont fourni certains clichés.

S.-H. G.

Philadelphie, septembre 1889.

ORTHODONTIA

ou

MALPOSITION DES DENTS HUMAINES

MOYENS PRÉVENTIFS ET CURATIFS

PREMIÈRE PARTIE

GÉNÉRALITÉS

CHAPITRE PREMIER

DÉFINITION DU SUJET

L'orthodontia (de ορθος droit, et de οδους, dent) est la branche de notre art qui s'occupe de la correction des irrégularités de position des dents humaines.

Son admission comme branche distincte ou spécialité de l'art dentaire est de date récente ; en effet, il y a moins d'un siècle, elle attirait si peu l'attention que bon nombre de nos auteurs l'ont complètement passée sous silence, et que ceux qui en parlaient ne lui ont guère consacré que quelques lignes. Les anomalies étaient-elles alors moins fréquentes qu'aujourd'hui ? c'est ce que l'on ne saurait dire avec certitude, mais comme la dentistry était alors dans l'enfance et que l'on demandait surtout au praticien de soulager la souffrance, de remplacer les organes perdus par des pièces artificielles et d'arrêter les ravages de la carie au moyen de l'obturation, on peut naturellement supposer qu'il restait au dentiste peu de temps ou d'inclination pour essayer de traiter une condition en apparence aussi peu importante que la simple irrégularité de position. Mais depuis, avec le développement naturel de la science dentaire et l'élargissement de sa sphère, l'orthodontologie a pris une importance croissante jusqu'à notre époque, où elle commence à attirer l'attention de quelques-uns des meilleurs esprits de la profession et forme un des sujets les plus généralement discutés dans le monde dentaire, tout en constituant une partie considérable de l'étude de nos élèves dentistes.

En même temps qu'augmentaient l'intérêt et l'importance du sujet, des progrès correspondants avaient lieu dans la recherche des causes et de la fréquence des irrégularités ; on faisait un examen microscopique plus exact des tissus affectés et des changements physiologiques qu'y apportait le travail nécessaire à la correction de ces anomalies ; enfin, des progrès notables ont résulté aussi de l'invention d'une multitude de moyens et d'appareils de nature à rectifier plus parfaitement et plus aisément cette classe d'irrégularités.

Définition des mots régularité et irrégularité. — Les dents de l'homme, quand elles sont normalement placées dans l'arcade alvéolaire, décrivent une sorte de parabole ou de demi-ellipse légèrement aplatie dans la région incisive, avec une tendance consécutive à la formation d'un angle au niveau des canines.

Le contour de l'arcade inférieure diffère de celui de l'arcade supérieure, principalement dans une plus grande divergence des extrémités de la courbe. Les dents, lorsqu'elles sont ainsi placées, doivent venir en contact, chacune touchant ses voisines aux points les plus saillants de leurs faces latérales. On dit alors qu'elles sont régulières.

L'irrégularité peut se définir comme une variation quelconque de l'ordre ci-dessus. Elle consiste soit dans une variation du contour normal de la part d'une ou de toutes les dents individuelles, soit dans la malposition d'une ou de plusieurs dents individuelles ; dans ce dernier cas, la dent ou les dents peuvent saillir en dehors ou en dedans de la ligne régulière de l'arcade ou peuvent être

placées antérieurement ou postérieurement à leurs positions normales, ou enfin elles peuvent avoir subi une torsion sur leur
axe. Dans bien des cas, cette torsion s'associe avec une malposition.

Une irrégularité, étant une anomalie, exige en thèse générale
des moyens correctifs, mais de légères irrégularités ne demandent
pas toujours l'intervention de l'art.

Le léger recouvrement des centrales supérieures par les latérales,
par exemple, est un fait évident d'irrégularité, mais il est insigni-
fiant et se rencontre si souvent qu'il a pour ainsi dire cessé d'attirer l'attention et qu'on ne le regarde guère comme une irrégularité.
On fait même aujourd'hui des dents artificielles reproduisant cette
condition et souvent on les préfère à cause de leur apparence plus
naturelle.

De même la légère irrégularité que l'on observe si fréquemment
du côté des incisives inférieures, où plusieurs d'entre elles ou la
totalité sont légèrement tournées et se recouvrent un peu, n'est
plus considérée comme un défaut d'harmonie et s'imite aussi dans
la disposition des dents artificielles.

Citons encore la légère déviation d'une dent au fond de la
bouche, c'est-à-dire dans un endroit où elle n'est pas visible ; elle
peut être abandonnée à elle-même à la condition qu'elle ne gêne pas
l'occlusion normale ou ne prédispose pas spécialement à la carie.

Dans les cas semblables, si la position légèrement altérée des
dents individuelles n'a pas de tendance à provoquer de lésions
dentaires, il vaut mieux s'abstenir de toute intervention.

CHAPITRE II

ETIOLOGIE

Les causes déterminantes des irrégularités sout nombreuses, mais loin d'être parfaitement comprises. Les unes agissent avant, les autres après la naissance. On peut donc les distinguer en héréditaires et acquises.

Causes héréditaires. — Cette classe comprend tous les cas qui sont dus manifestement à la transmission de particularités existant chez des ancêtres éloignés ou rapprochés, ou de quelques-unes des caractéristiques du père et de la mère qui sont eux-mêmes dépourvu d'anomalie dentaire.

La loi biologique bien connue de la transmission des caractères des parents aux enfants, explique facilement comment ces derniers peuvent hériter des anomalies aussi bien que des caractères normaux. L'enfant tantôt ressemble intimement à l'un ou à l'autre de ses parents, tantôt réunit quelques-unes des particularités de l'un et de l'autre ; d'autres fois, il ne leur ressemble pas, mais présente des traits de l'un des grands parents ou d'ancêtres plus éloignés.

Les témoignages de l'hérédité ne sont peut-être nulle part plus manifestes que dans les organes dentaires. Non seulement, on peut retrouver dans l'ensemble la reproduction intégrale de l'appareil dentaire de l'un des procréateurs, mais la transmission d'une anomalie aussi légère que la torsion ou la malposition d'une dent n'est pas moins évidente. Quelquefois une pareille particularité se reproduit chez plusieurs enfants d'une même famille.

Les cas d'irrégularités héréditaires sont souvent les plus difficiles à rectifier, car on a non seulement à triompher de difficultés mécaniques, mais il faut combattre encore l'influence de l'empreinte physique confirmée quelquefois par des transmissions répétées. Les difficultés mécaniques n'opposent pas plus de résistance dans ces cas que dans les autres, mais la force de l'hérédité se traduira par une tendance considérable et opiniâtre des dents à revenir à leur première position vicieuse.

Les unions entre races distinctes et de caractères très différents sont considérées aujourd'hui comme une des causes les plus actives des irrégularités dentaires. Si les deux races représentées dans le mariage possèdent des caractères assez analogues aux points de vue de la taille, de la vigueur et des traits, on n'observera d'ordinaire aucune particularité dentaire chez les enfants ; mais quand il y a des différences accentuées, les anomalies des dents seront fréquentes.

Quand l'un des parents a une haute taille avec une série de dents volumineuses dans de grandes mâchoires, et que l'autre est de petite taille avec des mâchoires et des dents de dimensions correspondantes, l'enfant peut hériter des dents volumineuses de l'un et des petites mâchoires de l'autre. Il s'ensuit que les dents ne trouvant pas à se loger s'entasseront et donneront lieu à une arcade irrégulière.

Par contre, si un enfant présente les petites dents de l'un de ses parents et les grandes mâchoires de l'autre, on observera souvent chez lui des espaces intermédiaires anormaux. Ces espaces tantôt existeront entre toutes les dents, tantôt se limiteront à quelques-unes, surtout aux antérieures. Les cas de ce genre sont heureusement assez rares, car ils donnent lieu à un aspect désagréable et aboutissant généralement à la perte prématurée des dents, par suite du défaut de contact et de l'appui mutuel si nécessaires à leur conservation et à leur utilité.

Causes acquises. — Les causes productives d'irrégularités pendant la dentition et ultérieurement sont bien plus nombreuses que les héréditaires.

Longue rétention des dents caduques. — Conformément aux lois physiologiques, les dents de lait sont destinées à répondre aux besoins de l'enfant jusqu'à leur remplacement par la série permanente. La couronne de la dent définitive doit occuper une position sous-jacente ou adjacente à la racine de la dent caduque qu'elle est destinée à remplacer. Puis, à mesure que la racine de l'organe temporaire subit sa résorption graduelle, la dent permanente avance pour occuper finalement la place tenue par celle qui la précédait.

Mais il arrive souvent que la crypte de la dent permanente est située à quelque peu de distance de la racine de la dent caduque correspondante, et à mesure que le nouvel organe fait son évolution il tend à sortir au côté de la dent de lait. Comme, d'ordinaire, la résorption s'empare de la partie de la racine, qui est en contact avec le revêtement vasculaire de la couronne qui fait son éruption, il y a une partie de la longueur de la racine qui reste inabsorbée et, par suite, la nouvelle couronne est obligée de sortir, non plus au-dessous, mais à côté de cette racine. La dent caduque, comme conséquence de la résorption incomplète de sa racine, reste solidement fixée et force l'organe de remplacement à sortir en dehors de la position normale. Si le dentiste avait connu cet état de choses avant l'apparition de la nouvelle couronne, en enlevant la dent caduque il aurait permis à la dent en voie d'éruption de prendre la position voulue et aurait ainsi prévenu l'irrégularité. Quand la dent permanente s'avance dans une situation vicieuse, on peut reconnaître le fait à la distension insolite de la gencive et de la table alvéolaire sous-jacente ; on doit alors extraire immédiatement la dent de lait, peu importe la solidité de son implantation. On a constaté que même les spicules d'une dent caduque suffisaient à faire dévier une dent permanente en voie d'éruption.

Extraction prématurée des dents caduques. — Chacun sait que l'extraction hâtive des dents de lait peut amener l'irrégularité de la série permanente, mais pour comprendre l'importance de cette cause et son mode d'action, le mieux est de considérer les faits à la lumière de la physiologie.

L'irrégularité des dents de lait s'observe très rarement. En général, elles occupent leur position normale dans une arcade alvéolaire de la dimension voulue pour la loger, et cette dernière repose sur un maxillaire d'amplitude convenable. Ainsi il y a une corrélation harmonieuse entre la mâchoire, le bord alvéolaire et les dents. A mesure que tombe chaque dent de lait, elle est remplacée par la permanente correspondante qui, dans des conditions normales, occupera l'espace laissé vacant par la chute de l'organe prédécesseur. De la sorte, les dents permanentes feront une à une leur apparition jusqu'au remplacement total des dents caduques.

Les dents permanentes sont toutes plus volumineuses que les dents correspondantes de la série caduque, à une seule exception, celle de la seconde bicuspide. Cela étant, elles exigent pour se loger une arcade alvéolaire plus grande et un maxillaire en rapport par les dimensions. La nature y pourvoit par le lent travail de croissance interstitielle, qui est hâté et stimulé par la pression latérale des dents, à mesure que les dents évoluent et ultérieurement. Quand la première molaire fait son apparition, elle est obligée de se faire de l'espace en se frayant sa voie entre la seconde molaire caduque et la forte tubérosité maxillaire en haut ou la branche également résistante en bas. Cette pression est ressentie par toutes les autres dents de l'arcade. Si donc quelqu'une des molaires caduques est extraite aux environs de la cinquième ou sixième année, par exemple, comme il arrive trop souvent lorsque la carie s'en est emparée, la dent permanente se mouvant en avant prendra une partie de l'espace réservé aux bicuspides.

Quand les incisives centrales inférieures permanentes font leur éruption, elles apparaissent en dedans des dents de lait, qui ne tardent pas à s'ébranler et à tomber. Par suite du fait que la largeur de ces nouvelles dents est considérablement plus grande que l'espace occupé par les organes prédécesseurs, elles recouvrent naturellement une certaine partie de la face postérieure des latérales caduques adjacentes. Ce recouvrement empêche les centrales de saillir en avant. Quand les latérales permanentes sortent à leur tour, elles prennent position à côté des centrales et, pour trouver à se loger dans cet espace contracté en dedans de l'arcade, plusieurs d'entre elles ou toutes ont de la tendance à s'entasser dans des positions irrégulières.

Cette condition, bien que parfaitement naturelle, en raison du fait que ces dents sont sorties trop rapidement pour permettre une augmentation correspondante dans les dimensions de l'arcade alvéolaire, est souvent considérée comme un défaut sérieux et, pour y remédier, plus d'un praticien inexpérimenté extraira les canines temporaires que la nature voulait conserver encore plusieurs années. Grâce à l'espace additionnel ainsi obtenu, les incisives permanentes viendront en ligne pour occuper une position régulière.

Plus tard, au moment de l'apparition des bicuspides, celles-ci ne trouveront d'ordinaire aucune difficulté à se placer, parce que les organes prédécesseurs prenaient plus d'espace et à cause de l'absence des canines, mais par suite d'un espace surabondant et grâce à la pression d'arrière en avant de la première molaire, les bicuspides se trouveront bien vite, sinon immédiatement, refoulées en avant, de telle sorte que la première bicuspide se mettra en contact avec l'incisive latérale, sans laisser de place pour la canine qui sortira vers la onze ou douzième année.

Dans ces conditions, la canine sera nécessairement obligée d'apparaître en dehors ou en dedans de l'arcade, en produisant une difformité à la fois très désagréable et fort difficile à corriger.

Si l'on n'avait pas enlevé les canines temporaires elles auraient conservé de l'espace pour les organes destinés à les remplacer, et les incisives irrégulières, grâce au temps qui aurait permis à l'arcade de prendre son accroissement normal et à l'espace laissé par la chute des molaires temporaires, aurait trouvé une place suffisante, que la pression de la langue les aurait aidées à occuper.

Le même état de choses se rencontre à l'arcade supérieure peutêtre plus souvent qu'à l'inférieure. Ici, les incisives sortent en dehors des caduques et apparaissent quelquefois dans une position irrégulière et entassées, que l'on cherche à corriger souvent par le sacrifice inutile des canines temporaires ; de là les inconvénients que nous avons indiqués ci-dessus.

On voit donc que l'extraction prématurée de l'une ou l'autre des dents temporaires, surtout des canines, ne peut guère aboutir qu'à la malposition des dents permanentes.

Sir John Tomes rapporte un cas dans lequel il dut enlever la totalité des dents de lait, ce qui n'empêcha pas les dents permanentes de prendre dans l'arcade leurs positions normales ; aucune irrégularité ne résulta de cette extraction totale.

Ce cas, toutefois, est le seul de son genre qui ait été publié et il ne saurait prévaloir contre les milliers de faits de caractère opposé, ni contre les résultats évidents des lois physiologiques. Il montre simplement ce que peut faire la nature dans un cas exceptionnel avec des conditions favorables.

Extraction peu judicieuse des dents permanentes. — Une condition qui se rencontre fréquemment après l'éruption de toutes les dents permanentes, c'est celle où dans la mâchoire supérieure les centrales, les biscupides et les molaires sont toutes harmonieusement disposées, tandis que les latérales sont saillantes en dedans et les canines en dehors de l'arcade. Elle résulte le plus souvent de l'extraction prématurée d'un ou de plusieurs membres de la série temporaire, comme il a été dit dans le paragraphe précédent.

Pour corriger l'anomalie de la manière la plus facile, quelques praticiens ont tantôt enlevé les latérales, tantôt les canines. Il en résulte dans chaque cas une difformité presque invincible. Les canines en se rapprochant des centrales donnent souvent à la face une apparence disgracieuse, ou si ce sont elles qui ont été extraites, la physionomie, par suite du défaut de saillie près des angles de la bouche, prend une expression peu harmonieuse.

D'un autre côté, il arrive souvent qu'après avoir négligé la carie des premières molaires ¦permanentes de l'une des mâchoires, on est forcé de les extraire. Le résultat est que la pression latérale, si nécessaire à l'expansion normale fait défaut dans l'un des maxillaires, tandis que la croissance naturelle se poursuit dans l'autre. La conséquence est un manque de proportion entre les deux mâchoires et la physionomie du sujet peut en être défigurée à jamais.

Retard dans l'éruption de dents permanentes. — Il arrive quelquefois, par suite de causes peu appréciables, que l'éruption d'une ou plusieurs dents permanentes est retardée à un degré tel que le reste de la série prend position dans l'arcade et en occupe toute la place. Quand l'organe arriéré est prêt à sortir il ne trouve plus de place et est obligé de se dévier soit en dedans, soit en dehors. Ce phénomène se produit plus souvent chez les canines que chez toute autre dent, bien qu'on puisse l'observer dans le cas des latérales et des bicuspides.

Accidents. — Une lésion accidentelle d'une ou plusieurs dents de l'une ou l'autre série, qu'elle aboutisse ou non à la perte de ces organes, détermine souvent de l'irrégularité. Qu'une dent de lait perde sa vitalité à la suite d'un accident ou d'autre cause, et qu'il survienne un abcès, le travail physiologique de résorption se suspendra et la dent de remplacement en voie d'éruption se déviera naturellement pour prendre une position anormale.

On a vu encore une incisive temporaire s'enfoncer dans le bord alvéolaire comme conséquence d'une chute. Un pareil accident ne peut guère manquer de léser la dent permanente sous-jacente qui est en voie de formation. A défaut de complication plus sérieuse, on constatera au moins un changement de direction de la nouvelle dent et une irrégularité consécutive. L'auteur a vu dans sa clientèle un fait de ce genre.

Habitudes.

Les mauvaises habitudes que les jeunes enfants ont de la tendance à prendre après le sevrage, telles que celles de sucer le pouce, la lèvre ou la langue, contribuent largement à déterminer l'irrégularité des dents dans une ou plusieurs parties de l'arcade. Ce défaut, acquis de bonne heure, alors que les dents de lait sont en position et solidement fixées, ne saurait guère en modifier la direction, mais si on ne le réprime pas et qu'on le laisse subsister jusqu'à la venue de la série permanente, comme c'est souvent le cas, il amène souvent des déviations des organes dentaires capables de causer une sérieuse difformité.

On s'en rend facilement compte en considérant que les dents en voie d'éruption, cherchent à se placer dans l'arcade et sont environnées d'un tissu alvéolaire nouvellement formé et flexible, de telle sorte que toute force étrangère qui s'exerce sur elles leur fera facilement prendre une direction vicieuse.

Les résultats généraux des mauvaises habitudes en question sont les mêmes, tout en offrant certaines particularités. La succion du pouce n'agit d'ordinaire que sur deux ou trois des incisives, qu'elle refoule en dehors, les dents affectées dépendant de la main utilisée et de la position du pouce dans la bouche. Dans la succion de la lèvre et de la langue, la surface de l'organe agissant étant plus grande, toutes les incisives sont en général affectées.

Pour comprendre l'action du pouce, il ne faut pas seulement considérer le lieu d'introduction mais encore l'angle sous lequel il est tenu. Quand la position du pouce, par rapport aux dents, forme moins qu'un angle droit, les dents du haut sont refoulées en dehors et celles du bas en dedans; mais quand le pouce est tenu dans une position horizontale, les dents supérieures et inférieures ne sont pas déplacées, mais simplement écartées les unes des autres. La conséquence de cette dernière position, c'est que les premières molaires n'étant plus en contact s'allongent naturellement jusqu'au moment où elles peuvent se rencontrer. A ce moment, l'écart anormal entre la partie antérieure des deux arcades dentaires est établi d'une façon permanente, et la sortie des secondes molaires vient encore confirmer cette anomalie. Une fois ces huit dents solidement en contact, il n'y a plus d'espoir de voir les dix dents antérieures s'allonger assez pour se rencontrer, et l'on se trouve en présence du vice désigné sous le nom de « défaut d'occlusion antérieure », qui ne défigure pas seulement le sujet, mais constitue en outre un sérieux inconvénient pour la mastication. Cette anomalie n'est pas toujours due à l'habitude de la succion du pouce, car elle peut dépendre encore de quelques particularités physiques, indiquées dans la 3ᵉ partie, chapitre X.

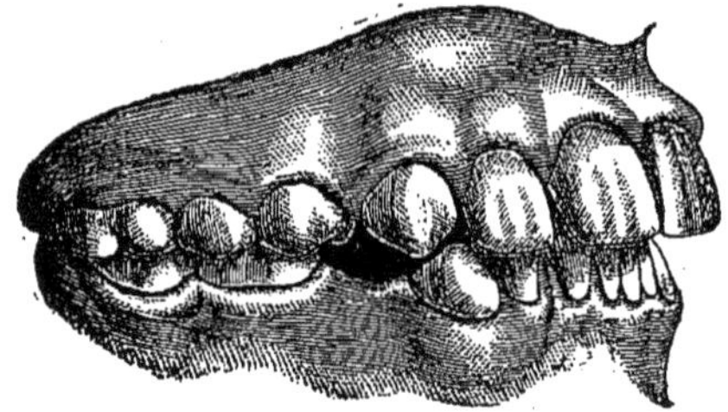

Fig. 1.

Dans la succion de la lèvre inférieure, cette partie est attirée dans la bouche par-dessus les dents du bas et y reste maintenue pendant des périodes variables du jour et de la nuit. Par suite de la force ainsi exercée, les dents inférieures rentrent en dedans et celles du haut sortent au point de faire une saillie insolite et de se trouver trop espacées les unes des autres.

La fig. 1 montre cette condition. L'enfant avait 12 ans quand on l'amena à la consultation de l'auteur, et l'anomalie résultant de l'habitude de sucer la lèvre était confirmée. Les quatorze dents de chaque mâchoire étaient toutes complètement sorties et bien en ligne, mais les incisives du haut étaient repoussées en dehors, tandis que celles du bas rentraient en dedans. Les dents une fois

ramenées dans leur position normale, l'enfant ne put continuer son
habitude vicieuse et fut guéri.

Mais le déplacement des dents et le manque d'occlusion à la partie
antérieure de la bouche, ne sont pas les seuls inconvénients qui
résultent de l'habitude en question sous ses trois formes. Dans
chaque cas, les mâchoires sont maintenues temporairement écartées de façon qu'il ne pourrait y avoir occlusion, même en suppo-

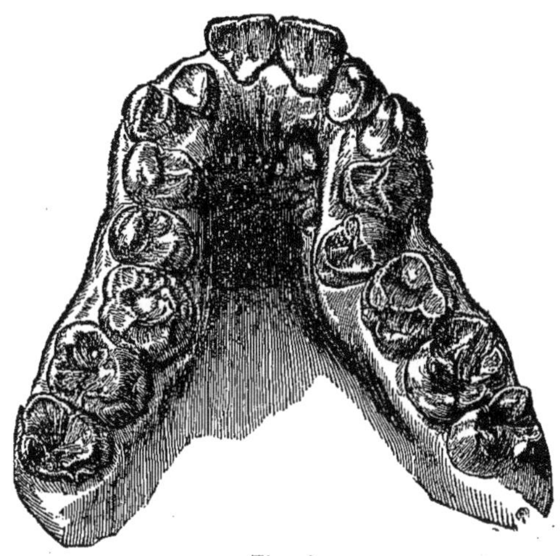

Fig. 2.

sant une articulation normale, si les mâchoires se fermaient. Il en
résulte que les dents latérales sont libres de changer de position si
quelque influence vient à s'exercer pour produire ce résultat. Dans
l'acte de la succion, les joues sont attirées en dedans et la forte
pression, ainsi amenée à porter sur les bicuspides et (parfois) sur
les premières molaires, les oblige à se mettre en introversion. Cette
irrégularité se confirme souvent par l'occasion qu'ont ainsi les
autres molaires de se mouvoir en avant, occasion dont elles ne
tardent guère à profiter. Le résultat est la difformité connue sous
le nom de « mâchoire en forme de selle », que représente la fig. 2.

Cette anomalie peut se produire, par l'action des mêmes causes,
à la mâchoire inférieure, mais cela s'y rencontre bien moins souvent qu'à la supérieure.

Elle peut encore résulter, et résulte certainement dans beaucoup
de cas, d'autres causes ou conditions.

D'après M. Charles Tomes, l'étiologie de cette difformité, aussi bien que de celle désignée sous le nom « d'arcade en forme de V », est l'hypertrophie des amygdales qui, en fermant partiellement les orifices postérieurs du nez, obligent le sujet à respirer la bouche ouverte. Dans ce cas, comme dans la succion de la lèvre, les mâchoires sont maintenues écartées et la contraction des muscles des joues a, par suite, une tendance à repousser les bicuspides en dedans.

L'éruption irrégulière des dents permanentes a également de la tendance à amener cet état de choses. Dans certains cas, les canines sortent et prennent place dans l'arcade avant l'apparition de l'une ou des deux bicuspides. Quand celles-ci font leur éruption, elles trouvent un espace insuffisant pour se loger. Leur effort pour se mettre en position est contrebalancé par les canines et les premières molaires plus solidement fixées, d'où l'obligation pour elles de se dévier en dedans, ce qui réduit le diamètre de la bouche à son minimum en ce point et constitue une véritable mâchoire en selle.

Cette difformité, d'après les observations de l'auteur, n'est jamais héréditaire, mais toujours acquise.

IRRÉGULARITÉS OU DIFFORMITÉS DE CARACTÈRES ÉTIOLOGIQUES MIXTES

Il est certaines malformations typiques des dents et des mâchoires qui, au point de vue de la cause, ne sauraient être classées ni parmi les anomalies héréditaires, ni parmi les anomalies acquises, mais réunissent certains traits communs aux deux genres.

Parmi les principales, nous citerons la saillie en avant des dents du haut, le prognatisme et l'arcade en V.

Saillie en avant des dents supérieures.

Dans cette condition, les dents antérieures du bas peuvent être soit en introversion, soit normalement placées, tandis que celles du haut se projettent en avant et en dehors à un degré tel, qu'elles laissent un espace plus ou moins grand entre leurs bords tranchants et les bords des dents inférieures, produisant ainsi une difformité notable et donnant au sujet une expression légèrement imbécile. Les dents antérieures du bas peuvent, dans l'occlusion des mâchoires, ne pas rencontrer leurs antagonistes du haut ou bien arriver au contact de la base de leurs couronnes au lieu de les toucher plus près des bords tranchants.

Le plus souvent cette difformité n'est que l'expression d'une tendance transmise par voie d'hérédité dans des conditions favorables à la reproduction. Elle peut aussi être, et est incontestablement dans bon nombre de cas, le résultat de causes mécaniques qui trouvent à se manifester chez l'individu seul. Même héréditaire, elle doit avoir été produite par des causes semblables chez le sujet où elle a pris naissance.

Dans certains cas, on la trouve associée avec des incisives d'un volume anormal, surtout avec les centrales qui ne pourraient trouver à se loger que par l'agrandissement de l'arcade, tandis que d'autres fois, elle résulte manifestement d'un développement exagéré de l'arcade supérieure et d'un arrêt de développement de l'arcade inférieure.

Elle peut encore être produite par l'éruption vicieuse de quelques-unes des dents postérieures, qui leur permet de prendre une position d'une dent en avant ou en arrière par rapport à leur place normale, condition qui tendrait à empêcher les dents inférieures de presser en avant et à forcer les supérieures de s'avancer d'une manière insolite.

Enfin l'anomalie peut aussi paraître exagérée dans les cas où, par telle ou telle cause, les incisives inférieures s'inclinent en dedans et font ainsi paraître les supérieures plus saillantes qu'elles ne le sont réellement.

Prognatisme.

Cette difformité, qui consiste dans une proéminence anormale des dents et de la mâchoire inférieures, est très fréquente ; elle donne au sujet une sorte d'expression canine, d'où l'expression très juste de *Hundemaul* par laquelle les Allemands la désignent.

Dans certains cas, les dents antérieures du bas rencontrent celles du haut en passant juste en avant d'elles, tandis que dans d'autres les dents et la mâchoire inférieures s'avancent, au point de rendre impossible l'occlusion des dents antérieures du bas et des dents latérales.

La fig. 3 montre un cas extrême de ce genre. La difformité n'est
pas seulement des plus désagréables, elle entrave singulièrement
la mastication. Elle peut résulter de n'importe quelles causes tendant à diminuer l'étendue du contact dans l'occlusion. Que le
maxillaire inférieur possède une tendance inhérente à se mouvoir
en avant quand l'occlusion ne s'y oppose pas, c'est ce que démon-
trent sans réplique les cas où le sujet, privé de dents, ne porte pas
de pièce artificielle. L'occlusion même de dents artificielles suffira
à atténuer ou à supprimer cette tendance.

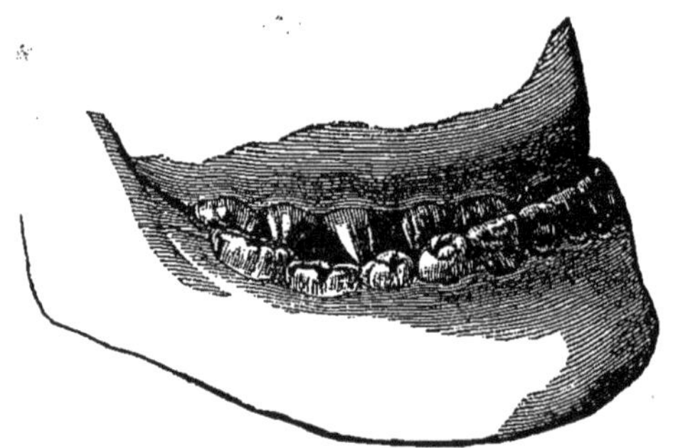

Fig. 3.

Souvent, il y a une hérédité incontestable, souvent aussi la cause
se trouve dans des conditions locales. La difformité peut survenir
dans tous les cas où l'on ne recourt pas à des moyens mécaniques.

Arcade en forme de V.

L'arcade angulaire ou en forme de V n'est pas rare. Dans une
arcade type de ce genre, les dents au lieu de former un arc, sont
disposées suivant deux lignes droites mais divergentes, qui se rencontrent à angle aigu au point de jonction des incisives centrales.
Les molaires, les bicuspides et les canines conservent d'ordinaire
leurs rapports réciproques et s'inclinent simplement en dedans, en
formant des lignes droites au lieu de lignes courbes. Mais les
incisives, par suite de cette contraction de l'espace, ne sont pas seulement projetées en avant, mais ont pivoté sur leur axe longitudinal,
de façon qu'elles se regardent par leurs faces linguales.

La fig. 4 (copiée d'après un modèle de la collection du Dr W.-F.

Fundenberg) représente cette forme d'irrégularité. Elle se limite toujours au maxillaire supérieur, l'inférieur étant ordinairement harmonieux dans son contour. La saillie en avant et la torsion des insicives donnent souvent à la lèvre une saillie telle que les dents restent à découvert, même dans l'occlusion des mâchoires. La physionomie n'est pas seulement altérée par cette anomalie, la parole elle-même est souvent fort gênée par l'échappement de l'air, que le sujet ne peut empêcher quand il essaye de parler.

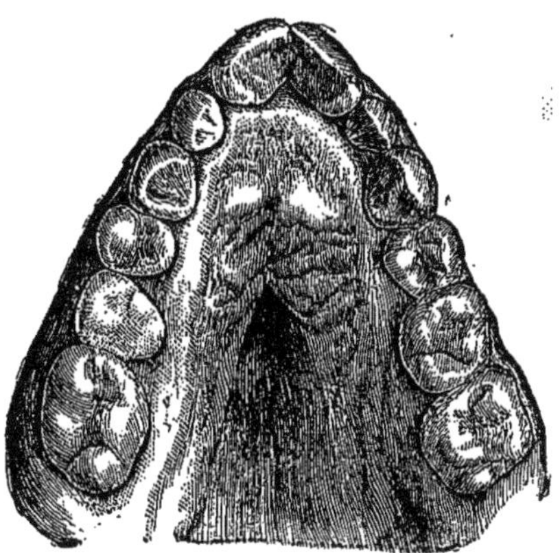

Fig. 4.

Les causes sont ici environnées d'une obscurité plus grande que celles de n'importe quelle autre anomalie.

L'entassement des dents pendant l'éruption, l'éruption tardive, le développement imparfait ou excessif du maxillaire, ou l'occlusion défectueuse des mâchoires, causes qui interviennent dans bien des formes d'irrégularités, ne peuvent être responsables de l'anomalie en question, car aucune d'elles ne saurait agir sur les dents pour les disposer en lignes droites d'une telle symétrie. L'hypothèse la plus plausible que l'on ait encore émise, est celle de M. Charles Tomes, qui explique l'irrégularité par la pression des muscles des joues sur les côtés de l'arcade, pendant le sommeil, avec la bouche ouverte, habitude due à l'hypertrophie des amygdales qui empêche de respirer complètement par le nez.

La pression des joues s'exerçant sur une surface aussi grande constituerait précisément le genre de force capable de produire cette contraction symétrique de l'arcade, mais les observations de l'auteur ne lui permettent pas de partager l'opinion de M. Tomes, que nous venons d'exposer. Bien des personnes respirent la bouche ouverte et cette habitude, qui peut tenir à des causes diverses, semble être de nature à contribuer à la production de cette anomalie ; mais, d'après l'auteur, elle serait ordinairement héréditaire.

CHAPITRE III

CONSÉQUENCES FACHEUSES DES IRRÉGULARITÉS DENTAIRES

Pour bien apprécier l'importance de la correction des anomalies dentaires, il importe d'étudier brièvement quelques-unes de leurs conséquences fâcheuses les plus importantes.

Altération de la physionomie.

Sans être la complication la plus grave des irrégularités dentaires, l'altération de la physionomie est pourtant celle qui amène le plus généralement le sujet à réclamer les secours de l'art. Les autres conséquences peuvent ne pas être reconnues ou peuvent être considérées comme moins importantes par les parents, mais les traits défigurés de l'enfant attirent l'attention et excitent la sympathie au point que la mère s'empresse de chercher à y remédier.

La difformité extérieure, causée par une irrégularité, est plus ou moins grande suivant le degré et le siège de cette dernière. Est-elle de caractère léger et située en arrière des canines, elle ne se manifeste d'ordinaire par aucun signe externe, mais si elle siège à la partie antérieure de la bouche, quoique légère, elle est des plus visibles et constitue, par suite, pour l'individu une source perpétuelle d'ennuis.

La classe d'irrégularités les plus notables dans toutes les conditions, est celle où la forme de l'arcade étant altérée, l'expression de toute la face se trouve modifiée à un degré marqué. Une pareille difformité ne peut se masquer ; il faut ou bien l'atténuer par des moyens mécaniques, ou bien la supporter stoïquement.

Altération de la parole.

Ce résultat, comme le précédent, est léger ou grave selon les circonstances ; mais pour peu qu'il soit considérable, il se révèle à tout le monde chaque fois que l'individu veut parler, d'une manière si désagréable, qu'il devient une vraie souffrance aussi bien pour le sujet que pour l'auditeur.

Il peut dépendre soit de la restriction des mouvements de la langue dans une arcade étroite ou contractée, soit de l'altération de la forme du plancher ou de la voûte de la bouche, dont les côtés ont pris une hauteur assez grande pour amener la formation d'un angle vif sur la ligne médiane du palais, soit enfin, et c'est le cas le plus ordinaire, de l'échappement de l'air entre les dents de la partie antérieure de la bouche, échappement que le sujet ne peut empêcher, parce qu'il résulte de l'écartement des dents de devant et du changement de forme de cette partie de la crête alvéolaire qui aide la langue à produire des sons parfaits.

Obstacle à la mastication.

Dans la plupart des cas d'irrégularité soit simples, soit compliqués, il existe un degré correspondant d'occlusion vicieuse ou un manque d'occlusion. Dans les cas simples ou ceux dans lesquels un petit nombre seulement de dents ne se rencontrent pas, le sujet peut n'éprouver aucun inconvénient, mais pour peu que l'irrégularité soit étendue, il y a d'ordinaire tant de dents qui ne s'articulent pas avec leurs antagonistes, que la fonction masticatoire en est notablement entravée.

Quand cette dernière condition existe, elle aboutit presque fatalement tôt ou tard à l'altération d'autres organes, car une mastication imparfaite demande à l'estomac une plus grande somme de travail pour préparer les aliments à la digestion et à l'assimilation.

L'estomac sent bientôt l'effet de ce surmenage et peut s'affaiblir au point de devenir, à la longue, incapable d'accomplir ses fonctions normales.

Des dents qui ne se rencontrent pas sont inutiles au sujet pour les besoins de la mastication, et celles qui s'articulent mal ou insuffisamment ne servent pas à grand'chose.

Comme l'une des principales fonctions des dents est la mastication, et comme toutes les dents sont nécessaires pour accomplir ce travail d'une façon satisfaisante, il s'ensuit naturellement que tout ce qui entrave cette fonction, irrégularité ou toute autre cause, doit être nuisible au sujet et se traduit fréquemment par une perte complète ou partielle de la santé.

Prédisposition à la carie.

Les dents humaines sont disposées dans la mâchoire de la manière la plus utile pour l'individu, et leur forme ainsi que leur situation sont calculées de façon à les préserver le mieux possible de la carie et, comme conséquence, à leur assurer la plus longue durée.

Leurs faces latérales arrondies et la constriction de leurs collets réduisent au minimum les points de contact avec les dents voisines. Or, comme la prédisposition à la carie des faces latérales est proportionnelle à l'étendue de la surface en contact, on voit que les organes normalement placés sont les moins exposés aux ravages de la carie.

Aussi, quand les dents occupent des positions irrégulières, surtout lorsqu'elles sont entassées, elles se touchent par une plus grande surface et leur prédisposition à la carie en est augmentée d'autant. Cela s'applique aux dents irrégulièrement placées dans n'importe quelle partie de l'arcade, mais l'inconvénient s'accroît considérablement quand il s'agit des incisives, car leur forme aplatie leur permet de se mettre en contact avec leurs voisines par une surface plus grande que ne saurait le faire aucune des autres dents.

En pareils cas, si l'on ne corrige pas l'irrégularité, la carie apparaît et se reproduit en dépit des efforts les plus dévoués du praticien, jusqu'à ce qu'enfin les dents se perdent irrémédiablement.

CHAPITRE IV

OPPORTUNITÉ DU TRAITEMENT

Grâce aux progrès réalisés dans l'étude des dents et des tissus environnants, grâce aussi à la multiplication et au perfectionnement des moyens mécaniques dans ces dernières années, c'est à peine s'il existe une seule difformité de la bouche et des dents qu'on ne puisse corriger. Mais la possibilité de la correction n'est pas tout, il est encore fort important de considérer soigneusement la question de l'opportunité, car ce qui est possible n'est pas toujours opportun. L'âge, la santé, le sexe, etc., doivent entrer en ligne de compte.

Age. — L'âge du sujet doit être pris en grande considération quand on a une irrégularité à rectifier. Dans les premières années de la vie, alors que les tissus alvéolaires n'ont pas encore atteint le degré de dureté et la densité de structure qu'ils auront plus tard, il est plus facile d'agir sur eux. Ils sont élastiques et cèdent volontiers à la pression, et en même temps, sous l'influence de cette pression, ils se résorbent plus rapidement et n'offrent plus la même résistance à la dent à mouvoir. Ce trait de la première jeunesse est important et précieux en ce qu'il facilite l'œuvre de la correction, mais il comporte aussi un certain danger qu'il faut savoir apprécier.

En effet, si les tissus mous et peu résistants favorisent l'opération, ils offrent, par contre, peu de résistance aux influences qui tendent souvent à déplacer la dent. Ainsi une dent rectifiée de bonne heure est fréquemment sujette à se dévier plus tard, quand la pression déterminée par l'éruption des dents définitives vient à s'exercer sur elle.

Après la maturité, on rencontre un état de choses exactement inverse. Le procès alvéolaire, plus dense et plus parfaitement calcifié, cède moins volontiers à la pression et à la résorption, mais une fois que la dent a été amenée dans la position voulue, elle se trouve plus aisément et plus solidement maintenue par les tissus environnants.

D'après ces faits, il est évident que dans bon nombre de cas, surtout quand l'opération proposée est de caractère simple et quand le résultat obtenu ne risque pas d'être annihilé par des événements ultérieurs, il est opportun d'intervenir de bonne heure, tandis que dans le cas où l'opération est plus compliquée et où il est difficile d'assurer le résultat contre les risques ultérieurs (comme l'éruption d'autres dents), la prudence conseillerait de différer l'intervention jusqu'à la sortie des quatorze dents de la mâchoire affectée.

Santé. — La santé et la force du sujet au moment où l'on se propose de faire le traitement de n'importe quelle irrégularité, constituent une considération de non moindre valeur. L'époque, considérée généralement comme la plus favorable à la correction (elle s'étend de 13 à 18 ans), est aussi un temps où d'importantes modifications surviennent dans l'économie tout entière. Le sujet passe de la période de l'enfance à l'adolescence, et cette évolution éprouve à l'extrême les forces vitales, surtout dans le sexe féminin. A cette époque, les facultés mentales sont également surmenées par les études ; aussi quand on néglige la culture physique du sujet, comme il arrive trop souvent, y a-t-il danger de voir le système nerveux s'exalter outre mesure.

Pour lutter contre ces causes de fatigue et d'épuisement, il importe au plus haut point d'entretenir une nutrition parfaite. Ce serait impossible avec des dents douloureuses ou sensibles au toucher par suite de leur mobilisation, d'où nouvel affaissement de l'économie si l'on entreprenait quelque opération grave qui empêcherait le sujet de s'alimenter convenablement.

Ainsi donc, à moins d'avoir affaire à un sujet de résistance exceptionnelle, il serait peu judicieux d'épuiser les forces par un traitement correcteur qui entraînerait beaucoup de souffrances, de gêne ou d'ennuis. Si la vitalité du sujet est au-dessous de la moyenne, on ne doit entreprendre aucune opération difficile ou prolongée, car elle pourrait amener un affaiblissement permanent de la santé.

Il vaut bien mieux différer l'intervention jusqu'au temps où les forces vitales seront en état de soutenir l'effort nécessaire, ou même renoncer complètement à l'opération, car la perte de la santé ne saurait être compensée par une rectification quelconque des organes dentaires.

Sexe. — Le sexe de l'individu a aussi son importance dans la question. Il faut distinguer ici le caractère désirable d'une opération et sa nécessité. Au premier point de vue, la considération du sexe peut être mise de côté, car si les résultats d'une irrégularité négligée sont nuisibles pour l'un, ils le sont certainement autant pour l'autre, mais au point de vue de la nécessité de l'intervention la question de sexe est importante.

La correction de l'expression faciale et l'harmonie des traits, ont une bien autre valeur pour la femme que pour l'homme ; la première a été douée par la nature d'une plus grande beauté, et son absence est pour elle une source d'ennuis bien plus importante que pour le sexe fort ; d'ailleurs, chez ce dernier, la barbe doit masquer la plupart des difformités de l'arcade dentaire, avantage refusé à la femme. Ce sont là des raisons pour lesquelles la nécessité de corriger toutes les anomalies de la bouche, semble plus impérieuse chez la femme que chez l'homme.

Faculté d'appréciation. — L'intelligence du sujet et son aptitude à bien apprécier les bénéfices d'une opération, sont des considérations importantes quand il s'agit de déterminer si l'on doit, oui ou non, faire une tentative considérable pour la correction d'une irrégularité.

L'orthodontia comporte une grande somme de difficultés et qui est souvent loin de rémunérer les praticiens de leurs peines, de sorte que celui qui aime son art a presque toujours besoin, comme compensation, que l'on apprécie au moins l'importance des services rendus. A défaut de cette compensation, l'opération n'a pour ainsi dire plus d'attraits, et le dentiste manque du stimulant nécessaire au succès.

Il est des individus que le défaut d'intelligence ou de culture conduit à regarder avec beaucoup d'indifférence toute irrégularité dentaire, et qui ne sauraient apprécier les avantages d'une rectification obtenue avec les plus grands efforts. Pour de semblables personnes, il serait manifestement peu judicieux d'imposer ou d'encourager des opérations longues ou difficiles, alors même qu'elles auraient le moyen de rémunérer pécuniairement notre travail, car on courrait le risque de les voir abandonner une opération à moitié effectuée, ou renoncer à porter des appareils de rétention destinés à empêcher le retour de l'anomalie, ce qui changerait le succès en échec.

Type de famille. — Quand quelque notable difformité des dents et des mâchoires, comme la saillie antérieure de l'un ou l'autre maxillaire ou l'arcade en V, montre un caractère héréditaire, il est bon de prendre en considération la nature étiologique du cas avant de commencer le traitement. Quand on sait que l'irrégularité a été acquise chez l'un des parents de l'enfant, et n'a été ainsi transmise qu'une fois, on aura moins de difficultés à vaincre, parce que le type a été à peine confirmé; mais quand l'anomalie s'est transmise à travers plusieurs générations, l'empreinte est assez prononcée pour résister à nos efforts.

La correction n'est pas plus difficile à obtenir que dans les cas ordinaires, mais plus tard la tendance de la nature pervertie à revenir au type familial, sera assez forte pour se jouer des tentatives faites dans le but de maintenir l'avantage obtenu tout d'abord. Dans de semblables circonstances, on devra faire porter très longtemps l'appareil de rétention et exercer sur le cas une surveillance constante, jusqu'à ce que l'on soit assuré de la permanence du résultat.

CHAPITRE V

AGE AUQUEL ON PEUT COMMENCER LE TRAITEMENT

La correction des irrégularités peut, quand les conditions sont favorables, se commencer et se poursuivre avec succès durant un intervalle d'années considérable.

On peut l'entreprendre dès l'âge de 8 à 9 ans, et il n'est pas rare de réussir jusqu'à la 35ᵉ année et davantage. L'opération dépend largement de la résorption et de la reconstitution osseuses, et comme de nouvel os peut se former presque à toutes les périodes de la vie, comme le prouve la réunion des fractures, la correction d'une irrégularité est par cela même possible à un âge avancé.

Toutefois, elle constituerait d'ordinaire une opération si lente et si ennuyeuse lorsque le procès alvéolaire a atteint son maximum de densité, et sa nécessité s'atténue tellement avec les années, que son opportunité peut être mise en question.

L'époque la plus favorable pour le traitement des cas tels qu'ils se présentent ordinairement, est comprise entre 13 et 18 ans ; plus tôt, les indications dépendent de certaines circonstances ; plus tard, les difficultés augmentent avec les années.

Dans quelles circonstances l'intervention précoce est-elle justifiable et opportune?

Chacune des dents permanentes peut sortir en dehors ou en dedans de l'arcade. Si on laisse l'organe dans sa position vicieuse pendant un certain temps, l'espace normal qui lui est destiné sera occupé en partie par les dents adjacentes, et la correction ultérieure de l'irrégularité en deviendra plus difficile. Ainsi, souvent une incisive centrale ou latérale sort de façon que son bord tranchant, au lieu d'être en ligne avec la courbe de l'arcade, forme un angle avec elle.

Cette torsion peut s'accompagner d'un recouvrement de la dent voisine, comme on le voit fig. 5, ou il peut exister un intervalle entre les deux dents, comme le montre la fig. 6.

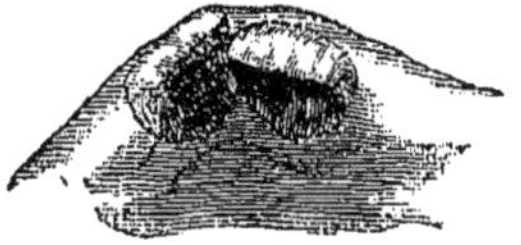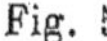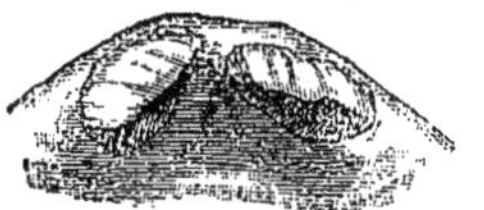

Fig. 5   Fig. 6

Dans l'un et l'autre cas, la dent tordue occupe au niveau de son bord tranchant moins d'espace qu'elle ne le devrait. En abandonnant les choses à elles-mêmes, quand la pression des dents dont l'éruption a lieu plus tard commencera à s'exercer, ces dents se tasseront davantage et l'irrégularité sera confirmée. Si plus tard on veut tenter la correction, on ne trouve plus d'espace suffisant pour faire pivoter l'organe et il faudra, ou bien écarter les dents voisines, ou dilater l'arcade pour obtenir l'emplacement nécessaire ; tandis que si l'on avait tourné l'organe dans son alvéole avant l'éruption des autres dents, l'opération aurait été très simple.

D'autre part, quand une incisive sort de manière à occuper une position en dedans de l'arcade au maxillaire supérieur, et en dehors de l'arcade à la mâchoire du bas, et que l'organe dévié est maintenu en place par les dents antagonistes, l'intervention et la correction immédiates sont nécessaires, pour prévenir les complications qui résulteraient de l'occlusion partielle ou complète de l'espace destiné à l'accommodation de la dent mal placée. Les incisives centrales supérieures sortent quelquefois de façon que leurs bords tranchants forment un angle sur la ligne médiane. Négliger cette anomalie ou en différer la correction, aboutira non seulement à la confirmer et probablement même à l'aggraver, mais peut-être même à déformer complètement l'arcade.

On ne peut guère douter que certaines arcades en forme de V modifiée se sont produites de la sorte. Dans les cas tels que ceux que nous venons d'indiquer, l'intervention précoce est le plan le plus sage, et il est également important, après avoir ramené les dents en place, de les y maintenir solidement, non seulement jusqu'après la formation de nouveaux tissus osseux autour d'elles, mais encore jusqu'à ce que la pression latérale des dents voisines, en voie d'éruption, ait accompli tout son effet.

Nous verrons dans la troisième partie, consacrée aux applications pratiques, comment on arrive facilement au but.

A la mâchoire inférieure les conditions sont quelque peu différentes. Les incisives, au moment de leur éruption, présentent généralement un peu d'entassement et d'irrégularité, mais la nature y remédie, en partie ou tout à fait, par l'agrandissement de l'arcade et l'action de la lèvre et de la langue qui donnent aux dents un contour plus harmonieux.

Si l'on doit intervenir, ce n'est que plus tard.

Et dans tous les cas, la tentative pour corriger une irrégularité au début de la dentition permanente, ne doit ordinairement porter que sur une ou deux dents; il faut différer toutes les opérations plus importantes.

Cas où il faut différer la correction jusqu'à l'achèvement de la dentition. — En règle générale, toute opération étendue pour la correction d'une irrégularité portant sur un certain nombre de dents, doit être retardée jusqu'à la sortie complète de toutes les dents permanentes (les troisièmes molaires exceptées). Quand une seule incisive est mal placée et qu'elle n'a pas de chance de reprendre d'elle-même sa position normale, mais qu'au contraire toutes les circonstances concourent à confirmer l'anomalie, la nécessité de l'intervention immédiate est manifeste; mais quand l'irrégularité porte sur plusieurs dents, il n'est pas aussi facile de prévoir l'effet que la correction pourra avoir relativement aux organes restant à sortir. Le résultat comporte naturellement quelque doute. En supposant même que la nécessité de l'intervention paraisse évidente et qu'on se mette à l'œuvre, le résultat peut être complètement détruit par des influences subséquentes, impossibles à pronostiquer.

Dans de pareilles circonstances, le mieux est de différer l'intervention jusqu'à la sortie totale des dents permanentes et l'expansion complète de l'arcade, époque où, en examinant soigneusement toutes les conditions, on peut aisément prévoir le résultat de n'importe quelle opération proposée et décider avec précision, non seulement les désidérata à réaliser, mais encore les meilleurs moyens d'arriver au but. Souvent cet examen montrera que l'irrégularité s'est beaucoup atténuée et que la nécessité d'intervenir a diminué en conséquence.

La ligne de distinction entre l'opportunité d'une intervention précoce et tardive est bien nette et il ne faut pas la perdre de vue, car une erreur dans l'un ou l'autre cas aboutirait nécessairement à des résultats malheureux.

CHAPITRE VI

MOUVEMENTS A PRODUIRE ET PRINCIPES GOUVERNANT
L'APPLICATION DE LA FORCE

Pour amener des dents mal placées à reprendre leur position normale dans l'arcade, il faut leur imprimer certains mouvements, et pour que ceux-ci s'exécutent convenablement, il faut diriger les forces de la manière la plus propre à produire le résultat voulu. Les mouvements ordinaires que subissent les dents à rectifier sont de dedans en dehors, de dehors en dedans, en avant, en arrière, et rotatoire. Parfois un seul de ces mouvements est nécessaire dans le cas d'une dent unique, mais plus souvent il faut en combiner plusieurs pour atteindre le but désiré.

L'application et le règlement de la force destinée à faire mouvoir les dents, dépendent largement des principes généraux de la mécanique appliquée.

Le meilleur effet d'une force quelconque ne peut s'obtenir que quand cette force s'exerce en ligne directe avec le mouvement désiré. — Cela étant, il faut, dans le choix et l'application des appareils destinés à mouvoir les dents, donner la préférence, *cœteris paribus*, à ceux qui ont l'action la plus directe.

Toutefois, l'application d'une force directe n'est pas toujours possible, à cause de la position que l'organe agissant devrait occuper dans la bouche et de l'obstacle consécutif (comme dans la mâchoire inférieure) qu'il apporterait en limitant les mouvements des organes adjacents ou environnants. Voilà pourquoi l'on est très souvent obligé de recourir à quelque appareil qui, sans agir d'une manière directe, a pourtant encore son efficacité.

La force employée doit être suffisante, sans être excessive et d'une application trop brusque. — Si la force est insuffisante pour accomplir l'objet désiré, on aboutirait non seulement à un échec, mais il y aurait en outre bien du temps perdu pour le sujet et pour l'opérateur ; d'un autre côté, si l'on dépasse la mesure voulue, on risque de briser l'une des tables alvéolaires, de rompre un vaisseau sanguin à l'orifice radiculaire ou d'amener, au même point, une constriction de toute la pulpe qui se mortifiera ensuite.

De même pour la dilatation de l'arcade ; si l'on applique une force trop grande ou trop brusque, on s'expose à séparer les os maxillaires supérieurs à la suture palatine. Il faut donc, dans l'application d'une force sur les dents, apporter la plus grande prudence et les plus grands soins.

Les points de résistance et d'application de la force doivent être des points fixes.

Le point de résistance, ou en d'autres termes, le point choisi pour résister à l'effort d'un appareil qui agit pour déterminer un mouvement en quelque autre point, doit nécessairement être fixe et immobile, autrement la moitié au moins de la force déployée serait perdue. En outre, pour peu que la dent ou les dents d'appui cédassent à la pression, elles se dévieraient et en voulant corriger une irrégularité on en déterminerait ainsi une autre.

Il n'y a pas en orthodontia de facteur plus important que celui-là. De même, le point d'application de la force doit être aussi un point fixe. Par point fixe en ce sens, nous entendons qu'il recevra la force de telle façon que rien n'en soit perdu. A mesure que la dent à mouvoir se déplace, le point de sa surface où la force s'exerce se déplacera nécessairement avec elle, mais il faut disposer les choses de telle sorte que dans ce mouvement le point d'application ne change pas. Un changement en ce point serait aussi et souvent plus désastreux qu'il ne l'est au point de résistance, car si l'appareil glisse ou modifie sa position, la force s'exercera dans une ligne différente de celle que l'on voulait et un effet nuisible en résultera.

On éprouvait autrefois de grandes difficultés à fixer les appareils de manière à les maintenir inébranlables, mais la bande de platine imaginée par le Dr Magill nous a permis de triompher de ce genre de difficultés.

La résistance du point de départ de la pression doit être plus grande que la résistance à vaincre par la pression.

La vérité et l'importance de ce principe sembleraient être évidentes par elles-mêmes. Nos points de résistance sont ordinairement une ou plusieurs dents situées à quelque distance de l'organe que l'on veut mouvoir. Dans certains cas, une seule dent, à racines multiples ou à une seule racine longue et solidement implantée, suffit comme point d'appui, pourvu que la dent à mouvoir soit à racine unique et n'offre pas trop de résistance ; mais une dent à simple racine suffit rarement comme point de départ de la pression à exercer sur n'importe quelle autre dent. Une seule molaire, solidement implantée, peut quelquefois être suffisante quand on veut mouvoir une bicuspide ou une incisive, mais il vaut toujours mieux partager, autant que possible, la résistance entre plusieurs dents.

On ne doit jamais choisir une canine pour résister seule à la force nécessaire au mouvement d'une autre canine, car il est probable que l'une se dévierait à mesure que l'autre se redresserait. La sagesse veut que l'on distribue la force de résistance autant que possible.

Il importe de s'assurer toujours à l'avance qu'il existe un espace suffisant pour loger la dent dans la nouvelle position qu'elle doit occuper.

L'importance de cette précaution est facile à apercevoir. A défaut d'espace suffisant, ou bien les efforts pour mouvoir la dent seront infructueux, ou bien ils ne réussiront qu'à la condition de déployer un degré de force hors de toute proportion avec les exigences des cas. Au lieu d'agir sur une dent, on peut dans certaines circonstances avoir à en mouvoir plusieurs en même temps, entreprise difficile et qui souvent n'est pas nécessaire.

Quand il n'existe pas un espace suffisant naturellement, on peut l'augmenter en séparant les dents adjacentes. Si l'espace déjà existant est trop grand pour permettre l'usage de coins de caoutchouc, on peut recourir à l'emploi du bois, ou d'autre substance convenable.

Le procédé conseillé par un auteur pour arriver au but à l'aide de vis spéciales, est tout à la fois d'une complication inutile et d'une moindre efficacité.

Dans bien des cas de déviation dentaire, la mâchoire a besoin d'être dilatée ou peut l'être. Le mieux alors est de commencer par cette expansion du maxillaire, car on aura ainsi l'espace nécessaire pour ramener la dent en place.

Une exception à cette règle se rencontre quelquefois dans le cas d'une incisive inférieure légèrement introversée, et maintenue dans cette malposition par les dents voisines. Comme ces dents sont ordinairement faciles à mouvoir, il n'est pas nécessaire de préparer de l'espace à l'avance, car, si l'on a un point de résistance suffisant, on parvient, au moyen d'un cric, à corriger facilement l'irrégularité, malgré le recouvrement des dents adjacentes. La figure 11 que l'on trouvera plus loin, offre un exemple de ce procédé.

La pression peut être constante ou interrompue.

La question de l'emploi d'une pression constante ou interrompue dans la régularisation des dents, n'a été soulevée qu'à l'époque où le Dr Farrar déclara, il y a un certain nombre d'années, que d'après les lois physiologiques la pression directe et intermittente était la seule qui pût être appliquée convenablement au mouvement des dents.

Le seul moyen d'appliquer la force directe et intermittente était la vis dans une de ses diverses formes. La pression continue est celle que l'on obtient de l'élasticité des métaux, du caoutchouc soit partiellement, soit complètement vulcanisé, et de l'expansion du bois, de la laminaria ou d'autres substances analogues. L'action de ces substances ne peut s'interrompre pour obtenir une période de repos, mais elle continue de s'exercer jusqu'à l'épuisement de la force disponible.

La vis est, dans bien des cas, l'une des meilleures méthodes pour exercer une pression, mais elle ne saurait réussir dans tous les cas. Se limiter à son usage, serait donc se priver des avantages que donne l'emploi des diverses substances énumérées ci-dessus.

Personne, à notre connaissance, n'a conseillé l'usage exclusif d'une pression constante, mais ceux qui y ont confiance et s'en servent, recourent aussi à la pression interrompue et avec moins d'inconvénients. Ceux qui, comme l'auteur, ont usé des deux selon les indications des cas, n'ont pu signaler aucun avantage de l'une sur l'autre au point de vue physiologique.

Le D**r** Atkinson a dit récemment que, dans son opinion, la pression continue est la meilleure pour stimuler l'action des ostéoclastes dans la résorption du tissu alvéolaire.

La pression doit s'exercer suivant une ligne qui se rapproche le plus possible de la perpendiculaire ou grand axe de la dent.

Ce mode d'application de la force donne les meilleurs résultats. Quand la direction de la force est légèrement angulaire, elle ne saurait être nuisible si elle tend à maintenir la dent dans son alvéole, mais dans le sens opposé elle peut luxer partiellement l'organe et amener de sérieuses complications.

La vis est surtout à redouter sous ce rapport, à cause de son action directe et excessive.

CHAPITRE VII

L'EXTRACTION DANS SES RAPPORTS AVEC L'ORTHODONTIA

Il n'y a peut-être, dans la pratique de l'orthodontologie, rien de plus important que l'extraction, rien qui puisse être suivi de résultats meilleurs ou pires.

Comme moyen de prévenir ou de corriger les irrégularités, l'extraction peut, tantôt avoir les plus grands avantages, tantôt aboutir à des désordres irréparables.

L'extraction judicieuse, et faite à temps, préviendra souvent une anomalie dentaire, et dans d'autres cas rendra de grands services en simplifiant le traitement correcteur. Quelquefois, c'est à elle que se bornera notre intervention, la nature se chargeant à elle seule du reste de l'opération.

Par contre, l'extraction mal comprise peut compliquer et rendre très difficile la correction des cas qui n'avaient rien de malaisé par eux-mêmes, ou même être la cause immédiate de difformités qui n'auraient pas apparu sans cela.

L'importance capitale de connaître les indications et les contre-indications de l'extraction, est donc d'une évidence immédiate.

Pour mettre l'étudiant à même de bien comprendre ces circonstances, l'auteur a jugé que le mieux était de formuler les règles suivantes :

Eviter toujours, autant que possible, l'extraction d'aucune des dents antérieures du maxillaire supérieur.

La raison de ce précepte, c'est qu'il est presque toujours inutile d'extraire ces dents et que leur absence serait plus visible que celle des autres dents, si elles sont saines et ne présentent qu'une position irrégulière ; l'extraction d'une bicuspide d'un côté ou des deux côtés donne généralement assez d'espace pour étaler ces dents de devant et les régulariser.

Il est cependant arrivé à l'auteur et à d'autres de rencontrer des cas, où les latérales supérieures étaient refoulées en dedans de l'arcade par le rapprochement exagéré des centrales et des canines, tout en se trouvant tellement cariées qu'on pouvait se demander si c'était vraiment la peine de les ramener en ligne. Dans de semblables conditions, le mieux paraissait être d'enlever ces latérales, d'autant plus que leur absence ne se remarquerait guère et qu'il existait un bon antagonisme entre les autres dents de la bouche.

Cette année même, nous avons eu à traiter deux cas où les dents antérieures du haut étaient saillantes en avant. Les sujets avaient l'incisive centrale droite cassée ou presque détruite par la carie, de sorte qu'il était impossible de songer à les conserver. Mais l'extraction des racines permit de faire rentrer les cinq dents restantes tout en comblant la brèche. La difformité fut ainsi notablement réduite et l'absence d'une dent aussi large que l'est l'incisive centrale était à peine visible.

Dans les exemples ci-dessus, il importe de considérer que l'on tire parti d'une condition existante pour simplifier l'opération, mais qu'il eût été criminel d'extraire les dents si elles avaient été bonnes.

Dans un autre cas, une jeune fille de onze ans avait perdu son incisive centrale supérieure du côté droit, en tombant d'une balançoire. Deux jours après l'accident, on la présenta à l'auteur, sans avoir songé à conserver la dent. Il n'y avait que deux remèdes : ou poser un organe artificiel, ou resserrer les dents pour combler la brèche. On s'arrêta à ce dernier moyen, qui réussit dans une certaine mesure ; mais, comme malheureusement les dents n'étaient pas saillantes auparavant et qu'il y eut contraction ensuite, les organes du haut ne recouvraient plus ceux du bas, mais les rencontraient bord à bord, donnant ainsi à la mâchoire une apparence aplatie, qui constituait par elle-même une difformité. On évita au sujet l'ennui de porter une dent artificielle, mais au prix d'une altération de la physionomie.

De pareils faits sont extrêmement rares, et nous ne les mentionnons que comme des exceptions extraordinaires à une très bonne règle. En dehors des centrales, il est probablement moins excusable d'extraire les canines qu'aucune des dents antérieures, et pourtant on y a trop souvent recours.

Quand, pour une cause quelconque, les canines sortent irrégulièrement et ne trouvent pas à se loger dans l'arcade, s'il n'est pas opportun de dilater cette dernière, on doit enlever une des bicuspides de chaque côté pour obtenir de la place. La canine étant la dent la plus forte et la plus durable, c'est elle qui doit l'emporter dans la lutte pour l'existence. Ce n'est pas tout, grâce à sa racine longue et proéminente, elle donne à la face une expression caractéristique, et c'est un trait qui disparaît irrémédiablement avec la canine. La première bicuspide lui est donc très inférieure à tous les points de vue.

A la mâchoire inférieure, il est quelquefois permis d'enlever l'une des incisives pour se procurer de l'espace.

Une légère irrégularité ou un certain resserrement des incisives inférieures, se présente assez souvent pour constituer peut-être plutôt la règle que l'exception. Mais ce défaut ne se voit guère et n'entraîne pas d'inconvénients, de sorte qu'il vaut mieux ne pas s'en occuper. Néanmoins, quand on a affaire à un entassement excessif et qu'il faut intervenir, le plan le plus aisé et le meilleur consiste à enlever l'une des dents irrégulières pour ramener les autres en ligne. Les quatre incisives se rapprochent tellement les unes des autres comme dimension et comme caractère, qu'on ne s'aperçoit guère de l'absence de l'une d'entre elles. On est quelquefois embarrassé pour savoir laquelle il faut extraire, mais le choix doit porter sur la plus déviée et celle qui, par conséquent, laissera le moindre vide.

En ce qui concerne la perte de la canine inférieure, elle comporte les mêmes remarques que l'extraction de sa congénère au maxillaire opposé.

Parmi les dents du fond de la bouche, si elles sont toutes également bonnes et qu'on doive en enlever une, le choix portera sur celle qui est la plus voisine de l'organe à régulariser.

Comme la plupart des irrégularités que l'on a à corriger appartiennent aux dents antérieures et qu'il est judicieux de conserver celles-ci, l'extraction faite dans le but d'obtenir de l'espace, quand elle est nécessaire, tombe généralement sur l'une des dents postérieures à la canine. La question de savoir sur laquelle le choix doit porter, quand on veut avoir de l'espace pour régulariser une canine ou une incisive, a été pendant longtemps un objet de controverse parmi les praticiens.

Les uns soutenaient que la première molaire étant, d'après les statistiques, la moins durable de toutes les dents permanentes, c'était généralement elle qu'il fallait sacrifier. D'autres, au contraire, prétendent que, comme la première et la deuxième bicuspides sont des dents fragiles et qui se perdent souvent de bonne heure, et que la première molaire, en raison de son plus grand volume, est plus précieuse pour la mastication, c'était cette dernière qu'il importait de conserver pour sacrifier l'une des bicuspides. Il y a du vrai dans chacun de ces arguments, mais nous estimons que dans les conditions indiquées, la sagesse conseille d'extraire la dent la plus rapprochée de l'organe dévié, car en agissant ainsi on simplifie beaucoup le traitement correcteur. La simplicité, en chirurgie comme en mécanique, est un grand desideratum. Or, il n'est pas rare de voir, dans le cas d'une canine déviée, la première bicuspide occuper sa place dans l'arcade ; si donc, alors, l'on voulait enlever la première molaire, on aurait à refouler en arrière les deux bicuspides, chose bien difficile, souvent, même presque impossible à réaliser. Tandis qu'après la simple extraction de la première bicuspide, on voit d'ordinaire la canine prendre d'elle-même sa place.

Si une dent autre que la plus voisine de l'organe dévié est défectueuse sans être trop éloignée de la dent irrégulière, c'est elle qu'il faut extraire de préférence.

La seconde molaire, cariée ou saine, est ordinairement beaucoup trop éloignée pour que son extraction serve à donner de l'espace pour le mouvement des dents antérieures. Si les bicuspides sont intactes et que l'articulation ne s'oppose pas à leur reculement, la première molaire est-elle très défectueuse, on peut la sacrifier de préférence à une dent saine située en avant d'elle.

De même, si la deuxième bicuspide est cariée ou défectueuse et la première saine, c'est la dent malade qu'il faut enlever.

Quand on doit sacrifier une dent, soit pour permettre à une plus importante de venir en ligne, soit pour se procurer de l'espace, il faut, pour obtenir les meilleurs résultats, procéder sans retard à son extraction.

Quand une dent canine sort sans trouver dans l'arcade de place pour se loger, et que les circonstances indiquent que l'espace voulu sera obtenu par le sacrifice de la première bicuspide, plus tôt on fera l'extraction, meilleur ce sera. Si l'on diffère l'opération, la canine, en essayant de se mettre en position, pressera souvent assez fort sur l'incisive latérale pour la repousser en dedans et peut-être même sous l'incisive centrale, d'où la création d'une nouvelle irrégularité. On a observé fréquemment de semblables résultats, qu'on aurait évités par une prompte extraction.

De même, quand il s'agit d'extraire une ou deux des premières molaires pour prévenir l'expansion ultérieure de la mâchoire, ou empêcher la production d'une irrégularité dans la partie antérieure de l'arcade, il vaut mieux ne pas trop différer leur extraction. Il ne faut pas enlever ces dents avant la mise en place des secondes bicuspides, mais, si leur sacrifice est nécessaire, il faut les arracher après l'éruption des dernières et avant la sortie des secondes molaires, c'est-à-dire vers la onzième ou douzième année. En différant davantage, le mal que l'on veut prévenir (l'expansion de la mâchoire) serait accompli et l'extraction plus tardive ne servirait à rien. Si on les enlevait au moment où les secondes molaires font leur éruption, celles-ci iraient naturellement dans l'espace primitivement occupé par les organes extraits, ce qu'elles ont moins de tendance à faire plus tard.

Quand on a besoin, pour obtenir de l'espace, d'enlever une dent d'un côté, il ne s'ensuit pas nécessairement qu'il faille également extraire sa congénère du côté opposé.

Si l'on a la même raison d'enlever l'une et l'autre, parce que l'irrégularité porte autant d'un côté que sur l'autre, on peut les extraire toutes les deux ; mais quand l'anomalie à traiter se limite à un seul côté, il ne faut pas ajouter à l'extraction d'une dent de ce côté le sacrifice inutile de l'autre. Les praticiens qui sont favorables à l'extraction symétrique ou double prétendent prévenir ainsi le dérangement de la ligne médiane, mais l'expérience nous a montré que l'enlèvement d'une dent, postérieure à la canine, ne saurait souvent affecter la ligne centrale en favorisant le mouvement des dents vers l'espace libre, et un léger dérangement de cette ligne serait d'ailleurs bien moins fâcheux que le sacrifice d'une dent utile.

*Quand les deux mâchoires sont d'inégales dimensions et qu'il faut
enlever deux dents à la plus proéminente. ce serait une erreur
sérieuse d'extraire aussi les dents correspondantes à la mâchoire plus
petite.*

On croirait qu'une semblable erreur est presque impossible ; on l'a
cependant commise plus d'une fois, comme en témoignent tristement
les bouches qui se présentent à notre examen. C'est là le résultat
de l'ignorance, du défaut de jugement et d'un enseignement erroné.

Quand on voit de vieux praticiens conseiller, sans restriction,
d'enlever les quatres premières molaires à l'âge de onze ans, il n'y
a guère lieu de s'étonner que des débutants s'égarent et perdent la
tête. Ce qu'il y a de triste, c'est qu'un pareil mal, une fois fait, est
sans remède et est irrévocable.

Il faut se garder avec soin de faire des extractions inutiles.

Notre but est de conserver et d'améliorer, non de détruire. On ne
doit recourir à l'extraction que quand, après mûre réflexion, elle
apparaît comme le moyen unique ou le meilleur de réaliser l'objet
en vue. L'extraction peu judicieuse des molaires ou des bicuspides,
a été souvent la cause d'un genre de difformité très sérieuse et irré-
médiable, à savoir : l'écartement des dents antérieures, qui laisse
entre elles des espaces disgracieux et qui, privant ces organes de
leur support naturel, les conduit à une perte prématurée.

Quand on enlève des dents, surtout les premières molaires, plus
tard qu'elles ne doivent l'être, en laissant des vides que les secondes
molaires ne sauraient occuper, les dents antérieures à la brèche
reculeront si l'occlusion ne s'y oppose point. Lorsque les bicuspides
seules reculent de la sorte, le mal ne saurait d'ordinaire avoir d'importance, mais si les dents antérieures se comportent de même,
comme il arrive souvent, le résultat sera désastreux. Nous croyons
donc devoir insister, encore une fois, sur la nécessité d'extraire les
premières molaires (quand elles doivent être enlevées) avant que les
secondes molaires aient pris position dans l'arcade.

*Quand l'entassement des dents réclame l'expansion de l'arcade ou
qu'il y a avantage à faire cette opération, il faut la préférer à l'extraction.*

CHAPITRE VIII

PHYSIOLOGIE DU MOUVEMENT DENTAIRE ET CARACTÈRE DES TISSUS IMPLIQUÉS.

En modifiant la position des dents dans le traitement des irrégularités, on agit profondément sur les tissus environnants, durs et mous tout à la fois.

On ne saurait donc se faire une idée nette des lois qui gouvernent le mouvement des dents, sans connaître le caractère structural de ces tissus et les changements physiologiques qui s'y produisent quand on fait mouvoir une dent.

LE BORD ALVÉOLAIRE

Cette partie, dite encore procès alvéolaire, est, comme ce mot l'indique, non pas un os distinct et séparé, mais un développement du maxillaire, qui est destiné à maintenir les dents en position et à loger les vaisseaux nutritifs qui se rendent aux dents. Il se forme sur le corps de chaque maxillaire à mesure que les dents se développent, croissant avec elles jusqu'à leur achèvement complet et conservant ses dimensions tant que les dents persistent.

Quand ces dernières sont tombées, le procès alvéolaire, n'ayant plus d'usage spécial, se résorbe et disparaît en majeure partie. Dans la première enfance, il n'existe guère, mais il se forme en même temps que se développent les dents de lait et persiste pendant la période de rétention de ces dernières. Celles-ci tombent-elles avant que les organes de remplacement soient prêts à apparaître, le procès alvéolaire disparaîtra entièrement par voie de résorption et il s'en formera un nouveau pour maintenir les dents permanentes. Mais, si les dents caduques cèdent peu à peu la place à leurs successeurs, le bord alvéolaire ne se résorbe pas entièrement, la portion fondamentale persistante servant de base à l'édification de la nouvelle structure.

Le bord alvéolaire, se développant sur le corps des maxillaires, les suit dans leur contour et décrit les mêmes courbes. Il répond en profondeur à la longueur des racines dentaires, et il suffit par sa largeur à embrasser toute la partie des dents située au-lessous de la ligne gingivale. Il augmente graduellement de largeur à mesure qu'il se rapproche du corps de l'os sur lequel il repose.

Il se compose d'une table externe et d'une interne réunies à certains intervalles par des cloisons, qui forment les alvéoles des racines dentaires. Ce n'est pas un os de structure compacte, mais il est ouvert et spongieux, à peu près comme le diploé des os du crâne ou la portion interne de la tige des os longs. Sa couche externe ou corticale est plus dense et plus dure que la portion interne. Sa structure celluleuse, tout en lui donnant assez de solidité pour maintenir les dents en position, a l'avantage d'offrir des voies de passage aux vaisseaux nutritifs dont il est si richement pourvu.

Grâce à sa structure spéciale et à sa grande vascularité, il se résorbe facilement sous le stimulus de la pression et se reproduit aussi volontiers derrière les dents en voie de progression.

LES DENTS

Des dents elles-mêmes, nous n'avons pas grand'chose à dire. L'étudiant est familiarisé avec leur nombre, leur forme, leur position et leur structure. Comme ce sont les organes les plus résistants du corps humain, l'application de n'importe quelle force nécessaire à les mouvoir ne saurait leur être nuisible, au moins en ce qui concerne leurs tissus durs.

Une difficulté mécanique se rapportant à leur mouvement, consiste dans ce fait que leurs couronnes sont arrondies et lisses, ce qui gêne quelque peu pour appliquer la force en un point donné. Toutefois, la bande Magill nous a permis de triompher de cette difficulté.

En considérant le mouvement des dents, il ne faut pas oublier que si l'on peut faire progresser considérablement la couronne, le mouvement diminue suivant la ligne de la racine, dont le sommet se déplace à peine. Cela tient à ce fait que la force ne peut s'appliquer qu'à la couronne, tandis que le sommet reste presque comme un point fixe ou fulcrum.

Ainsi donc, dans le mouvement d'une dent, soit en dedans ou en dehors, soit en avant ou en arrière, la couronne décrit un arc de cercle dont le centre se trouve au voisinage de l'extrémité radiculaire.

Les dents à racine unique et courte cèdent plus facilement que celles à racines longues et multiples, par la raison que, dans le premier cas, il y a moins de résistance à surmonter.

LA PULPE

La pulpe est l'organe formateur de la dent, et une fois la calcification terminée, elle reste comme la principale source alimentaire des tissus dentaires, surtout de la dentine.

Elle se compose de tissu connectif fibreux, contenant un délicat système de lymphatiques, avec de nombreux filaments nerveux qui pénètrent par l'orifice du sommet radiculaire. Des ramifications de petits vaisseaux sanguins peuvent s'observer dans toute sa masse ; ce sont eux qui donnent à l'organe sa coloration et constituent son système vasculaire.

C'est là un point important à considérer dans le mouvement des dents, car elles peuvent être facilement dévitalisées par imprudence ou défaut de soins. Avant l'achèvement de la calcification, l'orifice radiculaire est large et laisse un grand passage pour l'entrée de la pulpe. Quand la calcification est complète, cet orifice se rétrécit et, par suite, la pulpe se trouve considérablement réduite de volume en ce point. Dans le mouvement des dents, il y a souvent une légère constriction mécanique de la pulpe au sommet, par suite d'un certain degré d'incurvation. Si le mouvement est rapide sur ces dents pleinement calcifiées (après la seizième ou la dix-huitième année), cette constriction peut être assez grande pour amener la mort de la pulpe par strangulation. Avant la calcification complète, ce danger n'est guère à craindre, à cause de la largeur de l'orifice radiculaire.

Dans le mouvement imprimé à une dent suivant son axe longitudinal, on peut encore dévitaliser la pulpe par une extension extrême. Cet accident s'est produit parfois en voulant ramener en ligue une dentretardée dans son éruption.Dans les cas de ce genre, il faut prendre bien des précautions et produire le mouvement avec lenteur.

LE PÉRICÉMENT

Le péricément, ou membrane péridentaire, est le tissu qui enveloppe la racine de la dent et remplit l'espace compris entre elle et la paroi alvéolaire. C'est une membrane forte, résistante, composée principalement de tissus fibreux connectifs, parcourue par des vaisseaux sanguins et des fibres nerveuses et contenant des traces de système lymphatique.

Elle est fortement adhérente à la paroi alvéolaire d'une part, et au cément de la dent d'autre part, cette adhérence résultant de l'extension de ses fibres à la fois dans l'os et dans le cément. Ces fibres sont, d'après le professeur Black (*Dental Review*, vol. 1, page 240), entièrement de la variété du tissu connectif blanc ou inélastique, et l'apparente élasticité de la membrane tient au passage de la plupart de ses fibres du cément à la paroi alvéolaire dans une direction oblique, de façon à *faire balancer la dent dans son alvéole.*

Cette membrane est l'organe formateur du cément et. elle aide aussi à l'édification des parois alvéolaires.

Les cellules qui servent à la formation des parois osseuses se désignent sous le nom d'ostéoblastes, et ceux qui forment le cément sous celui de cémentoblastes.Lorsque ces cellules ont accompli cette fonction normale, elles s'encapsulent et font partie du tissu qu'elles avaient servi à construire.

Quand il y a besoin de reproduction du tissu, comme pour l'épaississement de la paroi alvéolaire ou l'augmentation de la quantité normale du cément en divers points dans certaines conditions, il se forme de nouvelles cellules pour l'exécution de ce travail.

Dans le mouvement imprimé aux dents, l'activité de ces nouvelles cellules se manifeste immédiatement par la formation du tissu alvéolaire,destiné à remplir l'espace produit par la progression de l'organe.

Outre ces cellules de construction et de réparation, le péricément contient d'autres éléments qu'on pourrait appeler *cellules de destruction.* Ce sont les ostéoclastes et les cémentoclastes, dont la fonction est de détruire,par voie de résorption, les tissus cémenteux ou osseux, quand la nature le réclame.

Dans la correction des irrégularités, ces cellules rendent un service précieux en enlevant du tissu osseux en avant de la dent à mouvoir.

Le péricément a son maximum d'épaisseur dans l'enfance, époque où les alvéoles sont nécessairement beaucoup plus spacieux que les racines dentaires qu'ils contiennent. Avec les progrès de l'âge, le cément, aussi bien que les parois alvéolaires, augmentent d'épaisseur par une croissance lente, mais continue, jusqu'à ce que le péricément devienne très peu épais, d'où, comme conséquence, le diamètre des racines se rapproche davantage de celui des alvéoles.

Le péricément possède une variété de fonctions que ne présente guère aucun autre tissu de l'organisme humain.

Il retient la dent dans son alvéole et agit comme un coussinet destiné à protéger les tissus osseux adjacents contre les chocs violents auxquels les dents sont parfois exposées.

Il sert à loger les nombreux vaisseaux sanguins qui apportent les matériaux de nutrition aux dents et au tissu alvéolaire, et les branches nerveuses qui font de cette membrane l'organe sensitif de la dent, en ce qui concerne l'impression tactile.

C'est l'organe de construction et de réparation à la fois du cément et de l'os, et il devient aussi, à l'occasion, l'organe de destruction de l'un ou de l'autre de ces tissus ou de tous les deux.

Sa grande importance dans le mouvement des dents résulte de ce fait que, sans son secours, on ne pourrait modifier la position des dents sans lésion sérieuse de celles-ci ou des parties adjacentes, et il ne servirait de rien de les mouvoir de la sorte, car elles ne pourraient plus se consolider dans leurs nouvelles positions. En d'autres termes, la régularisation des dents serait une impossibilité physique sans les services importants que rend la membrane péridentaire.

ACTION PHYSIOLOGIQUE DANS LE MOUVEMENT DES DENTS

Quand on exerce de la force sur une dent en vue de la faire progresser, le premier effet produit est la compression du péricément entre la dent et la paroi alvéolaire du côté de la progression, et la tension de cette même membrane du côté opposé. Par suite de sa compression, l'afflux du sang est en partie supprimé et les nerfs, par leur irritation, créent une sensation de douleur, qui disparaît bientôt grâce à la parésie produite par la continuité de la compression. En même temps, cette irritation stimule et hâte le développement des ostéoclastes qui commencent aussitôt leur œuvre de destruction, en déterminant la résorption de la partie alvéolaire qui reçoit la pression.

Grâce à cette disparition de tissu osseux, la dent peut progresser et elle le fait immédiatement. La continuité de la pression entretient cette action jusqu'à ce qu'on ait amené la dent au point voulu. Tandis que ce phénomène a lieu du côté où la dent avance, un autre tout opposé se produit de l'autre côté.

Là, le tissu fibreux du péricément a été soumis à une tension extrême ; un espace plus grand en est résulté pour loger les vaisseaux nutritifs, et des ostéoblastes se sont développés pour la formation d'une nouvelle matière osseuse qui, en augmentant la paroi alvéolaire, comble ainsi le vide créé par le mouvement de la dent. Mais, bien que ce travail de résorption d'une part, et de reproduction, d'autre part, marchent de concert, le résultat n'en est pas moins très inégal car la résorption de l'os est bien plus rapide que sa formation.

Pendant toute la durée du mouvement et longtemps encore après, la tension du péricément du côté libre de la dent se maintient à un degré tel, que si l'on supprimait la force de pression ou de rétention, la dent retournerait en partie dans l'espace produit par sa progression.

La tendance ne finit par être vaincue qu'au moment où le dépôt de tissu osseux dans l'alvéole est suffisant pour permettre au péricément de recouvrer son épaisseur normale de ce côté de la dent, et alors, grâce à la disparition de la tension et à l'appui fourni par le tissu osseux de nouvelle formation, le recul des dents devient désormais impossible.

En même temps que se fait ce travail de reconstruction, les tissus du côté opposé de la dent s'adaptent au nouvel état de choses. La pression ne s'exerçant plus sur la dent, il ne se fait plus de résorption osseuse ; le péricément cesse de souffrir ; les nerfs et les vaisseaux sanguins reprennent leurs fonctions normales, et la dent rend plus de services, dans sa nouvelle position, qu'elle ne pouvait le faire auparavant.

DEUXIÈME PARTIE

MATÉRIAUX ET PROCÉDÉS

Examen de la bouche.

En présence d'un cas d'irrégularité à traiter, le premier devoir du dentiste est d'examiner soigneusement la bouche et les dents.

Cet examen méthodique exige que l'on note : la position des dents, leurs relations entre elles, leur articulation avec celles de la mâchoire opposée; les dimensions relatives et la forme des deux arcades; le volume, le caractère et l'état des dents; l'âge et la santé générale du sujet; l'harmonie ou le défaut d'harmonie des traits et de l'expression faciale.

En prenant tous ces points en juste considération, on sera à même de décider :

1° Sur ce qu'il convient de faire ;
2° Sur la possibilité du traitement désirable ;
3° Et, dans ce cas, sur le meilleur moyen de l'accomplir.

Cet examen préliminaire terminé, il faut donner son avis au sujet ou aux parents, en leur expliquant bien toutes les difficultés du cas, s'il en existe, en leur disant le temps probable qu'exigera ce traitement et son prix approximatif. Pour éviter tout malentendu possible, il faut encore ajouter que l'application des appareils imposera un certain ennui, peut-être même quelque souffrance, et que le sujet devra apporter de la patience, de l'énergie et de la persévérance pour arriver à un résultat satisfaisant.

Il faut, en outre, qu'il soit bien entendu que les parents ou le sujet devront faciliter les progrès du traitement, en veillant à ce que les appareils soient portés consciencieusement, que toutes les instructions soient fidèlement exécutées et qu'on soit exact à tous les rendez-vous ultérieurs.

Si le pronostic du cas est favorable et si l'on est bien d'accord sur les conditions ci-dessus, on peut se mettre immédiatement à l'œuvre.

Empreinte et articulation

La première chose à faire, c'est de prendre une empreinte des dents du haut et une de celles du bas, afin d'en faire des modèles qui serviront à l'étude ultérieure et plus exacte du cas.

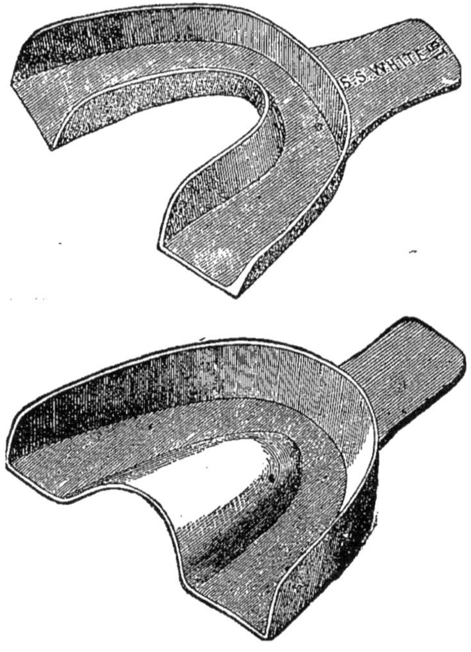

(Fig. 7 et 8.)

Ces empreintes doivent se faire avec une substance capable de donner une copie très exacte, et dont la forme ne change pas en la retirant de la bouche. Le plâtre de Paris ou la composition à modeler (Stent ou Godiva) donneront des résultats satisfaisants, mais comme le plâtre ne peut se retirer de la bouche qu'en fragments, on donne généralement la préférence à la dernière. Quant au choix des porte-empreintes, il portera sur ceux à fond plat (fig. 7 et 8), parce qu'ils permettent de mieux prendre l'empreinte des couronnes dentaires. Ces récipients devront, d'ailleurs, être toujours assez grands pour permettre à la composition de refluer sur les faces labiale et buccale des dents et de remonter sur la gencive, de façon à en rapporter une copie aussi fidèle et aussi étendue que possible.

Après avoir ramolli à la chaleur sèche ou dans l'eau chaude une quantité convenable de la composition, on la place dans le porte-empreinte préalablement chauffé et on introduit le tout rapidement dans la bouche.

Pour prendre l'empreinte de la mâchoire supérieure, il faut faire maintenir au sujet la bouche bien ouverte, pour que les dents ne puissent venir en contact avec la substance avant le moment voulu et n'abîment pas la surface. Une fois le porte-empreinte enfoncé dans la bouche au point voulu et immédiatement au-dessous des dents, on le presse d'un mouvement ferme et rectiligne ; puis, le maintenant solidement en position, on introduit un doigt pour ramener contre les dents et les gencives toute la composition qui a débordé de l'empreinte, en contournant tout le réceptacle.

Pour le retirer, on attend que la matière ait assez durci pour que l'ongle y pénètre à peine ; un courant d'eau froide lancé par une seringue, ou l'application répétée sur le porte-empreinte de petites éponges imprégnées d'eau froide, est ce qu'il y a de mieux pour achever le durcissement.

Le même procédé convient pour la prise de l'empreinte du maxillaire inférieur.

Les modèles obtenus avec des empreintes ainsi faites seront suffisants pour procurer une bonne copie des surfaces buccale et linguale des dents, copie qui est si nécessaire pour l'étude convenable des cas.

Les empreintes de plâtre sont très supérieures pour la fidélité des détails, mais avec la composition on obtient toute l'exactitude que réclament les modèles de régularisation.

On profite de la séance où sont prises les empreintes pour observer et noter le mode d'occlusion des dents, de manière à pouvoir placer les modèles dans leurs rapports naturels en les fixant à l'articulateur. Cela dispense de la nécessité de prendre une articulation.

Un articulateur excellent et peu coûteux (fig. 9) pour monter les modèles, se fait avec du fil métallique. Les bras supérieurs et le ressort se font en une seule pièce, tandis que les bras inférieurs s'obtiennent en passant un autre bout de fil métallique à travers le ressort et le recourbant selon la forme voulue.

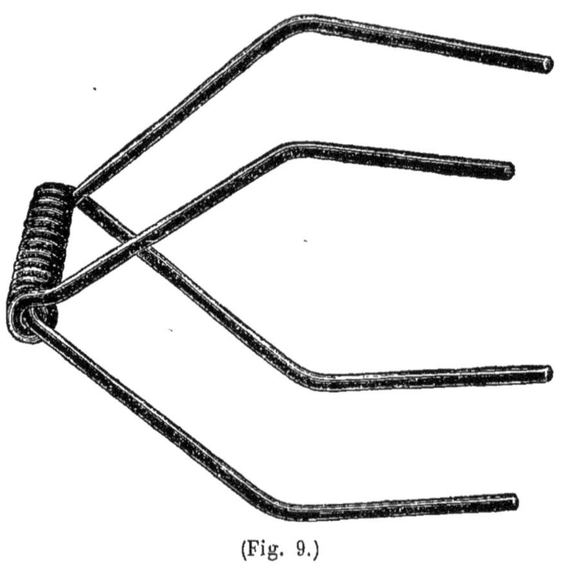

(Fig. 9.)

Cet articulateur est si fin que, quand les modèles y sont fixés, on peut examiner l'occlusion des tubercules internes des dents aussi facilement que celle des tubercules externes.

Une fois les modèles convenablement montés sur l'articulateur, on peut poursuivre à loisir l'étude ultérieure et plus approfondie du cas.

Lors de notre premier examen sur le sujet lui-même, nous avons dû nous prononcer sur l'opportunité du traitement, et sur le plan général que nous comptions suivre. Par l'étude des modèles articulés, nous allons être à même de nous décider sur les détails du travail à accomplir, et sur le genre d'appareil à employer. Ces deux études sont nécessaires, car, avec le sujet dans le fauteuil, nous n'avons pas le temps de bien indiquer tous les détails de l'œuvre proposée, tandis que l'examen des modèles seuls ne saurait nous donner la connaissance de certains caractères importants du cas, qui réclament l'étude du sujet lui-même.

Etude des cas d'après les modèles articulés.

L'étude du cas peut être simple ou difficile, suivant les conditions et les exigences particulières. Ainsi, a-t-on une seule dent à mouvoir, on doit se préoccuper simplement de lui trouver de la place dans l'arcade et du mode d'application de la force destinée à la ramener en ligne, tandis que si l'on doit agir sur plusieurs dents de siège différent, chacune exigeant peut-être une force différente de mouvement, il faut voir s'il est bon et s'il est possible de produire tous ces mouvements avec le même appareil à la fois, ou s'il vaut mieux exécuter chaque mouvement séparément et peut-être avec des appareils divers. Dans ce dernier cas, il reste à décider sur le mouvement à produire le premier, puis sur le second et ainsi de suite.

Supposons, par exemple, qu'on ait à dilater toute l'arcade supérieure pour procurer de l'espace à des canines saillantes en dehors : on a trois opérations différentes à accomplir : il faut 1° mouvoir les dents de côté latéralement ; 2° faire avancer les antérieures, et 3° ramener les canines en dedans. L'exécution de tous ces mouvements en même temps avec un seul appareil, serait impossible d'après la nature du cas ; il faut donc les produire séparément et d'ordinaire suivant l'ordre que nous venons d'indiquer. En essayant d'exécuter des mouvements multiples avec un seul appareil, on va souvent contre le but en vue ; cependant, il est des cas où les mouvements à produire étant de caractère opposé, leur simultanéité est avantageuse.

Quand ils sont de même caractère ou à peu près, il ne faut pas tous les tenter à la fois, car le relâchement de plusieurs dents pourrait ébranler notre point d'appui, et il faudrait alors suspendre toutes les opérations jusqu'à ce que quelques-unes des dents se soient raffermies.

Après s'être décidé sur l'ordre dans lequel les mouvements devront se produire, il nous reste à régler deux autres points importants :

Quantité de force à mettre en jeu.

Pour la déterminer, on se guidera surtout sur l'âge du sujet et le caractère des dents et du bord alvéolaire. Comme nous l'avons déjà dit, dans le jeune âge, à l'époque où le procès alvéolaire n'est pas encore complètement calcifié, les dents se laissent mouvoir plus rapidement qu'à une époque ultérieure et exigent moins de force; de même encore, chez des sujets du même âge, les dents de l'un cèderont plus facilement que celles de l'autre. Cette différence tient, d'une part, la longueur relative des racines et, de l'autre, à la résistance des parois alvéolaires; or, comme on ne peut juger de la longueur des racines d'après l'aspect seul des couronnes, il faut chercher à se renseigner d'après les conditions générales.

L'observation a prouvé que les dents à couronne volumineuse, logées dans des mâchoires grandes et d'apparence solide, ont généralement de longues racines, tandis que des dents plus petites, associées à des procès alvéolaires minces et plus délicats, ont des racines plus courtes.

Ainsi donc, en tenant compte de l'âge du sujet et de l'aspect de s dents et des bords alvéolaires, on peut au moins décider si la quantité de force à appliquer doit être considérable ou modérée.

Manière d'appliquer la force. — Parmi les nombreux engins qui peuvent servir à faire mouvoir les dents, on peut choisir depuis la vis qui agit puissamment et directement jusqu'à la ligature de soie à traction douce.

Entre ces deux extrêmes, il existe des appareils propres à donner n'importe quel degré de force voulu. Après avoir fait choix de celui qui convient au cas, il faut ensuite voir quelle est la manière la plus avantageuse de s'en servir ou de l'appliquer.

Il y a deux méthodes générales pour appliquer ces engins dans la bouche : l'une consiste dans l'emploi d'une plaque de tel ou tel genre portant des moyens d'attache; l'autre consiste à fixer les appareils aux dents naturelles de façon à éviter au sujet de porter une plaque.

Dans certains procédés de régularisation, comme ceux de Patrick et de Angle, on ne se sert pas de plaque ; tandis que dans d'autres, tels que celui de Coffin, la plaque est toujours employée. Farrar conseille l'emploi d'une plaque seulement dans des cas exceptionnels. Chaque procédé a ses avantages et ses inconvénients. La plaque a comme avantages :

1° *Sa commodité et sa facilité d'adaptation.*—Recouvrant une grande surface, elle permet d'y fixer un appareil à action directe dans n'importe quelle position et sous un angle quelconque, puis de la changer ou de la modifier sans grande difficulté. Elle protège, en outre, les tissus mous contre toute lésion qui pourrait résulter du glissement ou du contact d'autres appareils sur ces tissus. D'ailleurs, dans bien des cas, une simple plaque de caoutchouc recouvrant la voûte buccale et ne portant aucun autre agent de redressement, s'emploie dans l'unique but de protéger les gencives pendant la durée du traitement ;

2° *Sa distribution de la force de résistance.* — Touchant toutes ou presque toutes les dents sur lesquelles on n'a pas besoin d'agir, elle oblige chacune d'elles à prendre sa part dans la résistance offerte à la force employée pour mouvoir certaines dents, et de la sorte on peut se servir, comme points de résistance, de plus d'organes qu'on n'en pourrait avoir avec n'importe quel autre procédé :

3° *Sa simplicité de construction et la facilité qu'on a à l'ajuster et à la changer.*

Les inconvénients inhérents à l'emploi d'une plaque comme moyen de régularisation sont :

1° *Sa malpropreté.* — La plaque venant en contact avec une plus ou moins grande étendue de la surface des dents, aux collets et ailleurs, elle offre une facilité spéciale pour l'accumulation des débris alimentaires. Quand il s'agit de plaques que le sujet peut enlever lui-même, cet inconvénient peut être évité en grande mesure par de fréquents lavages ; cependant, l'expérience prouve que, par suite d'insouciance ou d'indifférence chez la majorité des sujets, il est rare de trouver propre une plaque de régularisation. Quant aux plaques construites ou disposées de façon que le dentiste seul puisse les enlever, leur malpropreté est bien plus notable ;

2° *Les fréquents rendez-vous qu'elle nécessite.* — Les plaques dont nous parlons en dernier lieu, doivent de toute nécessité être retirées et nettoyées au moins une fois tous les deux jours. De fréquentes visites chez le dentiste sont donc imposées au sujet, de là des ennuis et des frais qui constituent une grande objection à l'emploi de ce genre de plaques, quand elles ne sont pas absolument indispensables.

Toutefois, malgré ces inconvénients, l'usage des plaques est nécessaire dans bon nombre de cas.

Quand on ne se sert pas de plaques, les appareils se fixent d'ordinaire directement à certaines dents qui servent de points d'appui. Les moyens d'attache sont généralement des bandes ou colliers encerclant les dents et cimentées à elles ; d'autres fois, les bandes entourent simplement les dents et sont serrées à l'aide de fils ou de crampons.

Les avantages de ce mode de fixation des appareils sont :

1° De laisser la voûte buccale à découvert et donner ainsi plus d'espace pour les mouvements de la langue ;

2° Il comporte plus de propreté, parce que, les appareils touchant les dents en peu de points, permettent plus facilement le nettoyage avec la brosse ;

3° On n'a pas besoin d'enlever souvent les appareils, d'où la nécessité d'un moins grand nombre de visites chez le dentiste, ce qui épargne beaucoup de temps et de travail.

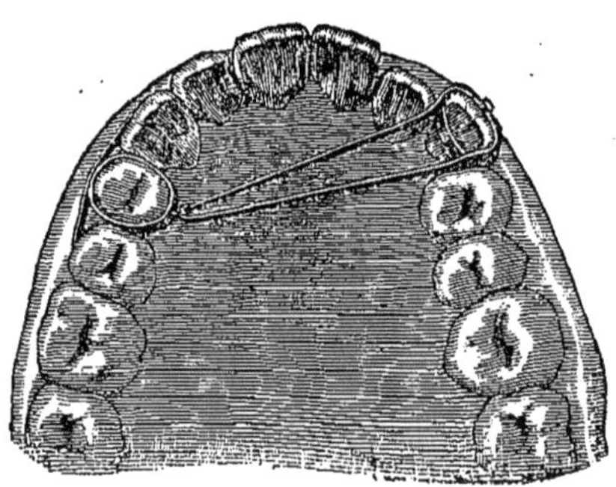

Fig. 10.

Les inconvénients sont :

1° De faire porter la résistance sur moins de dents. Dans les cas simples, cette objection n'a guère d'importance, car il est facile d'obtenir la somme de résistance nécessaire ; mais dans les cas compliqués, la chose serait assez difficile. Heureusement que par des extensions ou des additions à une bande, on peut faire supporter une part de la résistance à des dents voisines.

Des exemples à l'appui de cette manière de faire sont représentés figures 10 et 11.

Dans la fig. 10, un collier entoure la bicuspide droite, et sur son côté buccal est soudée une bande d'or platinisé, assez longue pour reposer sur les dents adjacentes et leur faire supporter une part de la résistance nécessaire. Avec une seule bande nous obtenons donc un point d'appui sur trois dents.

Dans la fig. 11, une lame d'or, soudée à une bande entourant a bicuspide, s'étend sur la molaire voisine pour obtenir la résistance additionnelle de cette dent.

Le Dr Angle conseille d'entourer deux dents adjacentes de bandes que l'on soude ensemble avant de les mettre en position. D'après lui, c'est un moyen d'augmenter considérablement la résistance, car le point d'appui s'étend à toute la circonférence des deux dents, et il est bien difficile d'ébranler des organes ainsi réunis.

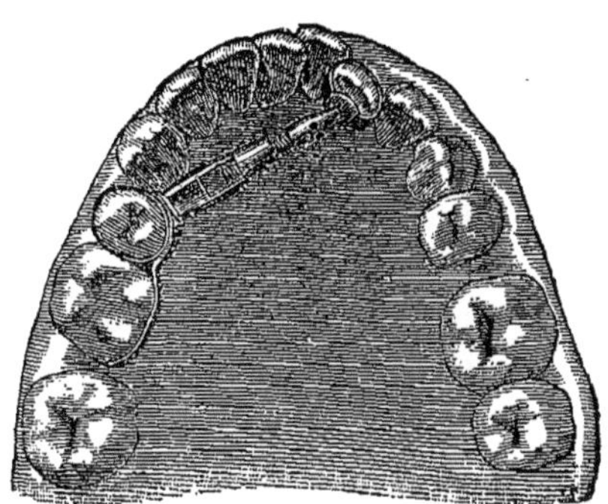

Fig. 11.

2º Un autre inconvénient, c'est l'effet nuisible des bandes sur les dents.Quand des bandes entourent des dents et y sont assujetties par quelque moyen mécanique, elles ne peuvent jamais s'adapter assez exactement pour éviter des espaces propres à l'accumulation des débris alimentaires et de la salive. La fermentation de ces matières et l'acidité de la salive, ne tarderont pas à altérer des tissus dentaires même normaux.

On ne peut prévenir cet inconvénient qu'en recourant à une substance capable de remplir parfaitement l'espace compris entre la bande et la dent. Or, l'expérience a démontré que toutes les bandes contournant et encerclant les dents doivent, pour rester inoffensives, être cimentées avec l'oxychlorure ou le phosphate de zinc.

CHAPITRE II

MATÉRIAUX ET APPAREILS

Dans l'étude des cas à traiter, après avoir réglé le genre et le degré de force nécessaires à la production des mouvements voulus, il faut examiner les différents matériaux dont on dispose pour choisir ceux qui conviennent le mieux pour réaliser l'objet désiré.

Platine et ses alliages

Le platine, en raison de son insipidité, de sa résistance à l'oxydation et de sa couleur harmonieuse, constitue l'un des meilleurs métaux à employer dans la bouche. Toutefois, sa flexibilité et sa mollesse extrêmes limitent considérablement son usage, et l'on ne peut y recourir que dans les cas où les propriétés ci-dessus ne condamnent pas son emploi.

Il sert principalement pour la confection de bandes qui se fixent aux dents pour offrir des points d'appui à certains appareils ou pour constituer des moyens de rétention.

Combiné avec d'autres métaux, sous forme d'alliages, ses indications deviennent plus nombreuses.

Irido-platine

Cet alliage, réunissant la couleur et la pureté du platine à la dureté et la rigidité de l'iridium, est utile pour les bandes, les barres et les fils qui entrent dans la construction des appareils de rétention, quand le platine seul devrait être repoussé à cause de sa mollesse.

Or platinisé

L'or, à l'état pur ou allié avec l'argent ou le cuivre, ne possède pas la dureté nécessaire à son emploi sous forme de barres, ressorts ou accessoires, dans les cas où l'on a besoin d'une grande résistance ou d'une élasticité considérable, mais son alliage avec environ 5 pour cent de platine atteint un degré d'élasticité qui ne le cède qu'à celui de l'acier. Sous cette forme, il constitue l'un de nos métaux les plus utiles, car la chaleur même de la soudure ne lui fait rien perdre de son élasticité.

Cet alliage d'or se trouve dans les dépôts dentaires en plaques de toute épaisseur et en fils de toute forme et de toute dimension. Employé pour la construction de vis ou de supports, c'est sa rigidité qui fait son mérite, tandis qu'on recherche son élasticité pour faire des leviers ou des arcs.

Argent platinisé

Cet alliage, bien que connu et apprécié depuis longtemps en Angleterre, ne s'est jamais beaucoup répandu en Amérique. Le commerce le livre en plaque et en fil de toute dimension. Sous la forme de plaque, on l'utilise largement à l'étranger comme base de dentiers artificiels, surtout pour les petites pièces partielles, tandis que le fil sert de support pour les dents à tube de Ash et à d'autres usages.

L'alliage se compose d'une partie de platine pour deux d'argent. Sa rigidité et son élasticité ne sont que légèrement inférieures à celles de l'or platinisé, tout en coûtant moins d'un tiers de ce dernier. Il se laisse laminer, façonner sous toutes les formes et se soude avec les soudures d'or de titre élevé.

Sous la forme de fil, l'auteur l'a trouvé fort utile pour la construction d'arcs destinés à fixer des bandes ou des ligatures de caoutchouc avec lesquels on peut tirer les dents dans n'importe quelle direction et pour entrer dans les appareils de rétention placés en avant de la bouche.

Sa non-oxydabilité est aussi une propriété de grande valeur.

Argent allemand (maillechort)

Cet alliage, de nom impropre puisqu'il se compose de cuivre, de zinc et de nickel, est souvent utilisé par certains praticiens pour la conctruction d'appareils de rétention, en raison de sa rigidité et de son bas prix. Sa vulgarité s'oppose aux métaux précieux; il a pourtant des qualités telles qu'on peut l'employer sans craindre de nuire aux tissus mous ou à l'économie générale. Le professeur Angle s'en sert presque exclusivement pour la construction de ses appareils et l'auteur l'a utilisé souvent sans constater jamais d'effets nuisibles. Ses mérites sont trop nombreux pour que nous renoncions à son usage.

Or

L'or, dans son état non élastique, a été et sera probablement toujours l'un des métaux les plus utiles pour entrer dans la construction des appareils de régularisation. Sa mollesse, sa facilité d'adaptation et sa force, sont autant de qualités de la plus grande valeur et permettent de l'employer à des usages innombrables. Pour en conserver la pureté et prévenir autant que possible l'oxydation, il ne faut jamais se servir d'or inférieur à 20 ou 22 carats.

Acier

Ce métal a les mêmes mérites de fermeté et d'élasticité que l'or platinisé, mais à un degré supérieur, aussi le préfère-t-on à ce dernier quand on a besoin d'une force plus grande.

Deux désavantages viennent pourtant restreindre son emploi : le premier, c'est de ne pouvoir être chauffé (à la température de la soudure, par ex.) sans perdre sa trempe; le second, c'est la facilité avec laquelle il s'oxyde au contact des liquides de la bouche. Sans ces inconvénients, on l'utiliserait plus souvent dans la construction des appareils régulateurs. On s'en sert surtout pour faire des crics et des vis et à l'état de fils pour faire des arcs, des leviers et des ressorts.

M. Coffin, d'Angleterre, est le premier qui ait montré les avantages que présentait le fil d'acier à propos de sa méthode de redressement.

Vulcanite

Peu après l'introduction de la vulcanite comme base de pièces prothétiques, on reconnut les qualités de cette substance, sa facilité d'adaptation, sa force et son élasticité, et on les utilisa pour la construction des appareils de régularisation. Elle offre des avantages que l'on ne trouverait ni aussi facilement, ni aussi bien dans aucune autre matière connue.

Comme moyen de produire de la pression par sa propre élasticité, ou pour fixer d'autres appareils de redressement, on ne saurait en exagérer la valeur. Elle a été et est toujours l'une des substances le plus souvent employées pour la construction des appareils régularisateurs. On trouvera dans la troisième partie quelques exemples des nombreuses applications de cette admirable matière.

Bois comprimé

Son usage est très ancien. Avant l'apparition du caoutchouc, soit mou, soit vulcanisé, la propriété d'expansion du bois comprimé sous l'action de l'humidité faisait l'office de l'élasticité.

On utilisait surtout le bois comprimé sous la forme de coins interposés entre une plaque d'or ou d'argent et les dents à mouvoir, la plaque présentant une cavité capable de retenir solidement le coin.

Il ne s'emploie plus de la sorte, d'autres matières douées de qualités supérieures l'ayant supplanté.

L'auteur se trouve très bien parfois de l'usage du bois comprimé pour séparer des dents entre lesquels il faut en loger une mal placée, quand l'espace existant, quoique non suffisant, est cependant trop grand pour permettre l'emploi du caoutchouc élastique.

En pareil cas, il a l'habitude de prendre une section transversale sur du bois compressible, tel que le cotonnier, un peu plus grande que l'espace que le coin doit occuper. On le comprime dans le sens de la longueur des fibres à l'aide d'un marteau, puis on l'encoche aux deux extrémités de manière à l'adapter aux surfaces convexes des dents à écarter. Une fois mis en position, l'expansion du bois par l'absorption des liquides de la bouche, ne tarde pas à faire mouvoir les dents. Dans le cours de son expansion, il se moule exactement sur les surfaces dentaires, si bien qu'il ne peut ni tomber, ni se déplacer.

Laminaria

C'est une des substances le plus récemment employées pour la régularisation des dents. Nous l'avons empruntée aux médecins qui s'en servent pour élargir un canal, un orifice naturel ou accidentel. La laminaria est une plante de la famille des algues, du groupe des fucacées. Elle présente un stipe cylindrique, qui en se desséchant forme une masse assez résistante pour qu'on puisse la tailler en fragments très minces. Lorsque ceux-ci ont été desséchés à l'étuve, ils possèdent la propriété de se gonfler par l'imbibition des liquides et en quelques heures leur diamètre est double, de sorte que leur volume est quadruplé par l'absorption des liquides. Comme la dilatation n'a lieu que dans le sens de la largeur, il faut avoir soin de tailler les fragments de façon à utiliser cette expansion latérale.

Pour la régularisation des dents la laminaria peut remplacer le bois comprimé en lui faisant exercer de la pression entre la plaque résistante et la dent à mouvoir. Une cavité creusée dans la plaque sert à maintenir le fragment.

Son avantage sur le caoutchouc ou le bois consiste dans sa supériorité d'expansion et dans la facilité avec laquelle on peut l'assujettir. On peut mettre en place un fragment de grandeur convenable et bien appliquer la plaque dans la bouche avant que l'expansion commence.

Caoutchouc élastique

La propriété de cette substance fut reconnue de bonne heure comme pouvant servir avantageusement pour produire la tension sur les dents à mouvoir. On l'utilisa d'abord sous forme de lanières fixées aux deux bouts par ligature, mais depuis l'invention des tubes, on les découpe en anneaux ou bandes qui remplacent les premières. C'est le docteur E. G. Tucker, de Boston, qui les a mis le premier en usage.

Ces anneaux, faits avec les plus petites dimensions de tubes de caoutchouc français, sont maintenant employés presque universellement en connexion avec d'autres appareils de régularisation et leur valeur s'est fortement accrue depuis que la bande Magill a fourni un meilleur moyen de les fixer.

Leur pouvoir, quoique considérable, est limité, car ils ne peuvent exercer une aussi grande force que les métaux ; mais leurs nombreuses applications et la persistance de leur énergie les rangent parmi les plus précieux adjuvants des appareils de régularisation.

Mais leur tendance à glisser ou à s'insinuer sous la gencive (qui constitue la principale objection à leur emploi), doit être toujours présente à l'esprit, et il faut les assujettir de façon qu'il leur soit impossible de se déplacer. On ne doit jamais les laisser reposer sur les tissus mous, ni les toucher en n'importe quel point.

Ligatures de soie

La contraction des fil de soie, de lin ou de coton au contact de l'humidité, nous permet de les utiliser quand nous voulons exercer la puissance tractile la plus modérée. Ces fils s'emploient le plus souvent sous forme de simples ligatures pour attacher quelque appareil aux dents ; mais on s'en sert fréquemment avec avantage dans les cas où il faut mouvoir des dents avec lenteur et à une très courte distance. Le professeur Peirce les utilise ainsi pour faire progresser certaines dents à racine unique (voir la 3e partie). Leur action douce, en même temps que leur sécurité et leur simplicité, sont précisément les vraies qualités que l'on désire dans certaines opérations simples.

Qualités que doit posséder un appareil

En choisissant un genre d'appareil parmi tous ceux qui ont été imaginés, ou en essayant d'en inventer un qui réponde aux exigences du cas à traiter, il est bon de ne pas perdre de vue les qualités que ces engins doivent posséder pour remplir l'objet désiré.

Voici quelques-unes des plus importantes de ces qualités :

Efficacité

Ce qu'on demande, en premier lieu, à une machine quelle qu'elle soit, c'est d'être à même de faire le travail qu'on en attend.

Tel est, naturellement, le but de l'inventeur, mais souvent sa réalisation n'est pas une chose aussi simple qu'elle le semblerait de prime abord. Chaque cas présente presque toujours tant de traits particuliers dont il faut tenir compte, qu'il est bien difficile, malgré le plus grand soin et toute la réflexion possible, de ne pas en négliger quelques-uns. Il en est d'ailleurs qui sont assez peu apparents pour se laisser découvrir à l'avance.

C'est pour cette raison que le praticien même le plus expérimenté peut quelquefois imaginer un appareil qui, tout en paraissant remplir toutes les conditions requises, ne répondra pas au but quand il sera soumis à une épreuve pratique. Il faudra alors ou le modifier ou peut-être le mettre de côté, en faveur de quelque autre remplissant plus parfaitement les indications.

Un appareil inefficace ou défectueux doit toujours céder le pas à un meilleur.

Simplicité

Un engin compliqué est, dans presque tous les cas, moins efficace qu'un simple. La simplicité est une vertu cardinale dans tout ce qui concerne les machines, et c'est à son défaut qu'est dû l'échec des trois quarts des brevets pris aux États-Unis.

Il se déploie beaucoup plus d'ingéniosité mécanique dans un appareil simple que dans un compliqué.

Rapidité d'action

Pour atténuer la gêne du sujet et économiser son temps comme celui de l'opérateur, un appareil de régularisation doit être aussi rapide dans son action que le comportent les conditions physiologiques. Une action trop rapide peut provoquer de la souffrance et quelquefois amener des résultats délétères, tandis qu'une action trop lente prolongera le traitement sans nécessité et, fatiguant le sujet, pourra lui faire abandonner le traitement.

Entre ces deux extrêmes, il y a un moyen terme qui conduit aux meilleurs résultats.

Tous les appareils régulateurs sont, pour le moins, une source de quelque gêne pour le sujet. Un corps étranger dans la bouche, occupant un certain espace et entravant ainsi plus ou moins les fonctions naturelles, comporte nécessairement quelques ennuis. Pour les atténuer dans la mesure du possible, il faut donc tâcher de trouver des appareils qui ne prennent pas plus de place qu'il n'est nécessaire, et qui soient dépourvus de toutes saillies rugueuses. Une cause bien légère suffit pour léser les tissus mous de la cavité buccale et de pareilles blessures, une fois produites, sont la source de beaucoup de souffrance.

Les appareils doivent géner le moins possible la parole et la mastication

La plupart des sujets dont nous avons à corriger des irrégularités s'adressent à nous à l'époque où leur éducation est en train de se faire. Ils ont à réciter des leçons et il faut que leur élocution soit assez distincte pour être comprise du professeur. La présence dans la bouche d'un appareil volumineux et encombrant, ne leur permettrait guère de parler nettement et serait pour eux un grand inconvénient.

Ils sont aussi à l'âge de la croissance, où le corps réclame une abondance d'aliments nutritifs pour suffire aux exigences des divers tissus. Si la mastication est insuffisante par suite d'une occlusion imparfaite ou d'une sensibilité des dents provoquée par un appareil défectueux, la nutrition ne répondra pas aux besoins de l'économie.

Un appareil convenablement construit permet d'éviter de semblables inconvénients.

Propreté

La propreté de n'importe quel appareil dépend à la fois de son mode de construction et du soin qu'on donne à l'instrument. S'il n'est pas fixé à demeure et qu'on ait appris au sujet à l'enlever pour le nettoyer, rien de plus facile que de le maintenir en bon état. Il faut le laver matin et soir, et après chaque repas, en ayant soin de bien brosser en même temps les dents naturelles.

Une sage mesure consiste à donner au client une brosse marquée d'un signe particulier, et qu'on lui remet à chaque visite pour qu'il puisse nettoyer la plaque et les dents en la présence même du dentiste. Ce sera toujours autant de gagné. La même précaution aura lieu pour les appareils que l'opérateur seul peut enlever. Quand il s'agit d'appareils qui n'exigent que de rares changements, il faut apprendre au sujet à bien se rincer la bouche avec de l'eau ; avec l'aide des lèvres et des joues, il enverra le liquide dans tous les interstices des dents pour chasser tous les débris alimentaires.

La plupart des appareils peuvent se porter longtemps sans détériorer la substance dentaire, à la condition d'être bien construits et maintenus scrupuleusement propres.

Sans cette dernière condition, les dents ne tarderaient pas à être lésées par les sécrétions et les débris alimentaires, et de plus l'haleine du sujet deviendrait assez repoussante pour être un objet de dégoût pour tout son entourage.

Il faut autant que possible dissimuler les appareils

Un appareil trop visible est une cause d'ennui de plus pour celui qui le porte. Pour le masquer il est obligé de serrer les lèvres, ce qui attire l'attention et gêne beaucoup la parole.

Les jeunes gens qui suivent les écoles ou vont dans la société, sont naturellement très sensibles aux inconvénients de semblables appareils. Quand on peut obtenir le même résultat avec un appareil caché, il faut lui donner la préférence, cela va sans dire ; mais s'il y a des avantages à se servir d'un moins dissimulé, l'apparence devra naturellement se subordonner à l'utilité.

Stabilité

Nous avons déjà parlé de cette qualité, mais on ne saurait trop insister sur sa réelle importance pratique. C'est un *sine qua non* en matière orthodontologique. Avec elle, on peut raisonnablement compter sur le succès ; sans elle, tout est incertain.

Dans certains cas, comme ceux où toutes ou la plupart des dents doivent être refoulées en arrière, où trouver un point d'appui convenable ? La stabilité ou la fixité de position pour un appareil ne pouvant alors se rencontrer dans la bouche, on peut imaginer un appareil qui aura son point de résistance à l'extérieur, à la nuque par exemple.

C'est un procédé qui n'a été adopté jusqu'ici que dans quelques cas exceptionnels, mais on peut espérer que ses avantages et son importance le feront employer plus souvent à l'avenir.

Innocuité pour la substance dentaire

Nous n'entendons pas parler ici d'exclure les substances nuisibles par leur nature chimique, dont il a déjà été question, mais d'éviter de construire des appareils pouvant déterminer des lésions mécaniques. Un appareil métallique présentant des saillies coupantes ou rugueuses pourrait endommager la surface de l'émail et préparer la voie à la carie.

Les vis d'acier de n'importe quelle forme, quand elles sont en contact direct avec les dents à régulariser, sont susceptibles de léser les tissus dentaires. Aussi doit-on toujours interposer entre les dents et la vis quelque substance inoffensive. Une pareille substance, tout en protégeant les organes, aura encore l'avantage de donner à la vis une plus grande sécurité.

Pour obtenir cette même fixité par l'extrémité d'un cric en queue de poisson, ou autre engin analogue, certains opérateurs avaient l'habitude de creuser un trou ou une dépression dans les dents à mouvoir. Espérons que l'apparition de la bande Magill a fait abandonner cet usage, qui pouvait tout au plus se justifier dans des cas exceptionnels et en des points où ne pouvaient s'accumuler de débris alimentaires.

Moyens de rétention

La rétention *in situ* de dents que l'on a fait mouvoir, pendant un temps suffisant pour leur permettre de se consolider dans leur nouvelle situation, est tout aussi importante que le mouvement, imprimé à ces organes. Comme nous l'avons expliqué, les dents se raffermissent dans leur nouvelle position grâce à un dépôt de matière ossifiante dans l'espace créé par leur déplacement. La formation et l'ossification parfaite de cette nouvelle substance, n'est complète qu'au bout d'un laps de temps variant avec l'âge et la constitution du sujet. L'expérience a démontré qu'il ne faut jamais lui accorder moins de six mois, tandis que chez les personnes d'âge mûr ou chez les individus plus jeunes qui ont eu plusieurs dents à régulariser, le travail dont nous parlons exigera quelquefois un an ou davantage.

La tendance naturelle d'une dent à reprendre sa position primitive, ajoutée à la tension des parties qui luttaient contre son mouvement, suffirait certainement à déplacer l'organe de sa nouvelle situation, si l'os de nouvelle formation, grâce à sa complète calcification, n'avait pas la densité et la force suffisantes pour résister aux forces opposantes. C'est là l'unique raison de si nombreux insuccès que l'on rencontre dans les cas de régularisation.

Dans certains cas, comme par exemple l'occlusion d'une incisive supérieure en dedans des incisives du bas, ou l'occlusion d'une incisive supérieure en dehors des incisives du haut, il n'est pas besoin d'appareil de rétention, parce que, une fois ces organes ramenés en place, l'occlusion naturelle des mâchoires les empêchera de reprendre leur position vicieuse.

De même pour les bicuspides et les molaires : quand une occlusion défectueuse les a déviées de leur position normale ou les y maintient, il suffira souvent de corriger l'occlusion pour fixer les dents dans leurs situations normales sans assistance étrangère.

Tous les autres cas exigent une aide mécanique jusqu'à la consolidation des dents. Quand on a dilaté l'arcade en totalité ou en partie, ou bien quand on a fait mouvoir un certain nombre de dents de dedans en dehors, le moyen de rétention le plus simple et probablement le meilleur consiste dans l'usage d'une mince plaque de vulcanite recouvrant la voûte palatine et s'adaptant exactement au collet de chaque dent. Cette plaque peut être munie ou non d'une chambre à air, mais, dans bien des cas, celle-ci aidera beaucoup au maintien de la plaque. Outre son utilité pour empêcher les dents de revenir en dedans, la plaque peut souvent être avantageusement modifiée par l'addition d'un crochet ou éperon d'or destiné à maintenir en position des dents qu'on a fait pivoter, ou à retenir des dents individuelles que l'on a fait mouvoir en dedans.

Dans des cas où il est nécessaire de retenir un certain nombre de dents qui se déviaient auparavant en dehors de l'arcade, ou un groupe dont les unes étaient en dehors, les autres en dedans, on n'a peut-être jamais imaginé d'appareil aussi simple et aussi efficace que celui conseillé par le Dr Richardson il y a déjà longtemps. La fig. 12 en montre l'aspect général. Il se compose de deux bandes étroites de caoutchouc vulcanisé, s'adaptant l'une à la gencive et aux collets des dents du côté palatin, l'autre aux mêmes parties de la surface buccale ou labiale. Ces deux bandes se continuent autour des dernières molaires, ou sont séparées en ce point pour s'unir en deux autres points à l'aide de fils d'or aplatis qui y ont été fixés pendant la vulcanisation. Ces fils peuvent se placer dans les interstices dentaires ou bien dans les endroits où manquent des dents, etc. L'appareil est léger, occupe peu de place dans la bouche et n'est pas très visible.

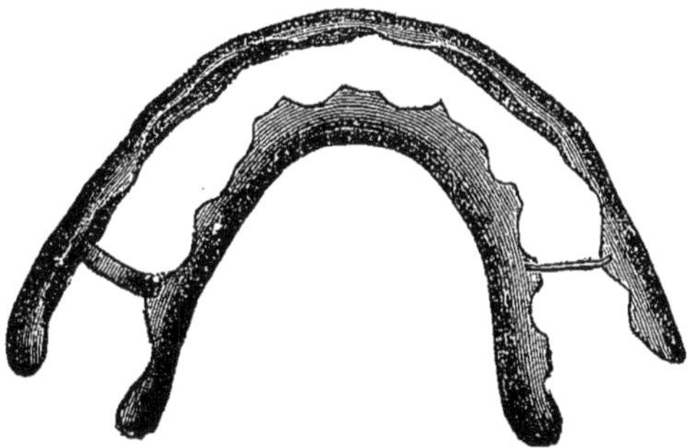

Fig. 12. — Appareil de rétention de Richardson.

Les plaques de caoutchouc, soit seules, soit combinées avec des accessoires, sont les moyens le plus généralement employés pour

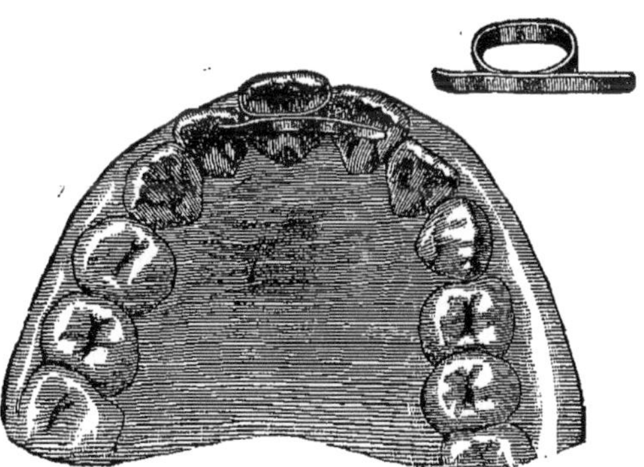

Fig. 13. — Appareil de rétention de l'auteur.

maintenir les dents régularisées ; néanmoins leur usage est passible de certaines objections. Qu'elles servent à la correction ou à la rétention, elles doivent toutes se retirer à de fréquents intervalles pour être nettoyées. La nécessité même de leur enlèvement donne au sujet l'occasion de les retirer d'autres fois, et il peut arriver qu'il oublie ou néglige volontairement de les replacer pendant plus ou moins de temps, ce qui retarde le travail de réparation.

Ce n'est pas tout, le fait même de les enlever et de les remettre en place détermine un certain mouvement des dents, d'où un obstacle plus ou moins prononcé à la reformation du tissu.

Ces inconvénients ont, depuis plusieurs années, conduit l'auteur à renoncer à l'emploi des plaques de rétention en caoutchouc, chaque fois qu'il a pu s'en passer. Il leur a substitué de petits appareils d'or et de platine, occupant le moins d'espace possible et solidement fixés aux dents pendant le temps voulu.

La fig. 13 représente l'un de ces appareil sous sa forme la plus simple. Il se compose d'une bande de platine (Magill) librement adaptée à la dent, et à laquelle on soude une barre ou un éperon droit qui doit appuyer ou presser contre une ou plusieurs des dents adjacentes. Une fois qu'il est bien ajusté on le fixe à la dent rectifiée au moyen de phosphate de zinc.

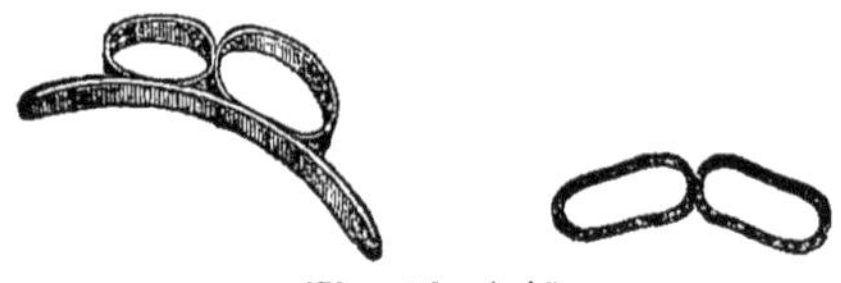

Fig. 14 et 15

Ses avantages consistent, comme il est facile de le voir, dans son petit volume, son léger contact avec des dents autres que celle sur laquelle il repose, sa propreté, sa fixité et la solidité avec laquelle il maintient la dent corrigée en place.

C'est ce dernier trait qui est le plus important, car s'il est un fait bien établi dans la pratique chirurgicale, c'est que, toutes choses égales d'ailleurs, la réunion du tissu osseux ou la néoformation de ce tissu marche d'une rapidité proportionnelle à la stabilité des parties.

La figure 14 montre une modification du même appareil servant à retenir deux dents, avec la barre d'extension assez longue pour porter sur deux dents plus éloignées. — La figure 15 représente deux bandes réunies par leur bord pour la rétention de deux dents qu'on a fait pivoter.

10

Une autre modification se voit encore figure 16. Ici, les deux bandes embrassant les canines sont réunies par un mince fil d'or ou de platine contournant les faces labiales des dents intermédiaires. Je l'employai pour maintenir trois incisives qui avaient été repoussées en dedans.

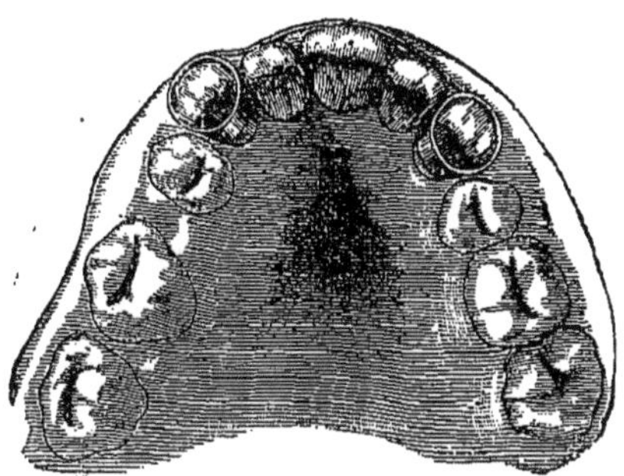

Fig. 16

Les appareils de rétention de ce genre ne peuvent, bien entendu, rendre les mêmes services dans tous les cas ; mais dans ceux où ils sont indiqués, ils agiront de la façon la plus satisfaisante.

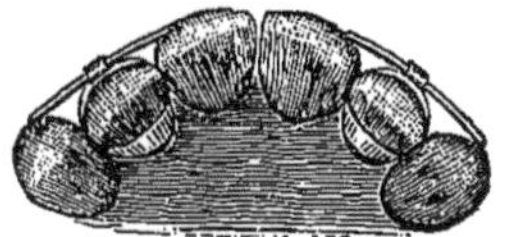

Fig. 17. — Appareil de rétention du prof. Angle

Le prof. Angle se sert d'un appareil qui diffère du précédent en ce qu'il a un tube soudé horizontalement à la bande qui embrasse la dent (fig. 17). Celle-ci une fois amenée en position, on passe à

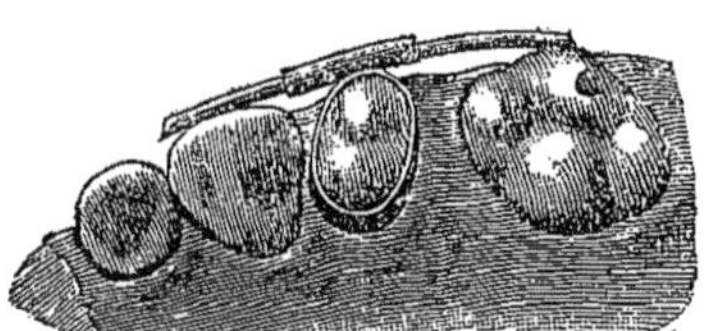

Fig. 18. — Appareil du Dr Talbot

travers le tube un fil que l'on fait appuyer sur les dents adjacentes, puis on fore un trou dans le tube et le fil tout à la fois, et l'on y insère une courte broche pour empêcher le fil de glisser.

Le Dr Talbot emploie un appareil qui ne diffère guère du précédent. (V. fig. 18.)

Un autre procédé simple et ingénieux pour retenir les dents après leur avoir imprimé le mouvement nécessaire, surtout après la rotation, a été montré à l'auteur par le Dr H.-L. Baker. Il se compose d'une vis d'or cimentée dans une cavité convenablement située, de telle façon que la partie saillante appuie contre une dent voisine, empêchant ainsi l'organe rectifié de revenir à sa position vicieuse. Un appareil semblable ne saurait naturellement servir que dans des cas rares et exceptionnels; mais, quand il est indiqué, il possède l'avantage de la simplicité, de l'efficacité et celui d'être à peine

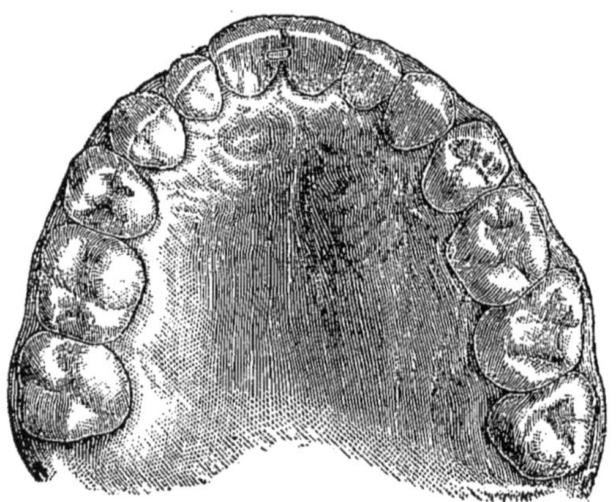

Fig. 19. — Appareil du Dr Baker

visible. La fig. 19 représente un cas dans lequel une incisive, qu'on avait fait pivoter, a été maintenue de la sorte.

CHAPITRE III

ÉTUDE DES DIVERSES MÉTHODES

Méthode de Farrar

En 1876, le Dr J.-N. Farrar commença à publier dans le *Dental Cosmos* une série d'articles, ayant pour but la description d'une méthode qu'il avait imaginée pour la régularisation des dents. Il s'était convaincu, dit-il, par ses lectures et par l'observation, que les procédés variés proposés jusqu'alors pour la correction des irrégularités péchaient par la base et par le principe. D'après lui, l'exécution d'une opération aussi importante que celle de la régularisation, devait reposer sur une connaissance approfondie des lois mécaniques et physiologiques.

L'expérience lui avait appris que le caractère de la force appliquée aux dents doit être *positive* et *intermittente*, une période de repos succédant à une période de mouvement.

Le meilleur instrument pour appliquer une force dite positive et pouvant être intermittente est, dit-il, la vis dans une de ses diverses formes.

En essayant les appareils construits sur le principe de la vis, il se convainquit que cette méthode d'exercer la force était non seulement positive et directe, mais encore qu'elle trouvait des indications tellement nombreuses qu'on pouvait l'appliquer avec le plus grand avantage dans presque tous les cas de régularisation. C'était en outre, d'après lui, le seul instrument dont la force pût se régler à volonté et le seul capable d'être établi de façon à agir sur les dents ou à les maintenir dans un état de repos.

Cette alternative de mouvement et de repos pour amener les dents à changer de position, était aussi importante que pour les autres organes du corps, et était en harmonie parfaite avec les lois de la physiologie. Les expériences lui avaient montré que l'action d'une force intermittente déterminait moins de douleur qu'une force continue et pouvait même avec une certaine habileté s'appliquer sans occasionner la moindre souffrance.

La douleur, dit-il, est l'expression d'une condition pathologique et, en l'évitant, on se maintient à la limite qui sépare l'état physiologique et l'état morbide. En se servant de vis d'un calibre déterminé, il avait constaté la possibilité de faire mouvoir une dent sans douleur, et par suite avec sécurité, de 1/120 à 1/160 de pouce dans l'espace de vingt-quatre heures. Les expériences l'avaient conduit aux conclusions suivantes (*Dental Cosmos*, vol. 18, p. 23) :

1° Dans la régularisation des dents, la traction doit être intermittente et ne pas dépasser certaines limites déterminées ;

2° L'emploi du caoutchouc élastique est opposé aux principes scientifiques, détermine de la douleur et de l'inflammation et compromet le fonctionnement ultérieur des dents sur lesquelles on a opéré, tandis qu'un appareil métallique convenablement construit, et mis en activité par des vis et des écrous, produit d'heureux résultats, sans douleur ni épuisement nerveux ;

3° Si l'on fait mouvoir des dents à travers la gencive et le procès alvéolaire d'environ 1/240 de pouce tous les matins et tous les soirs on ne déterminera ni douleur, ni épuisement nerveux ;

4° Ces tissus permettent le déplacement d'une dent dans cette proportion (1/240 de pouce) deux fois par vingt-quatre heures, en ne subissant que des modifications physiologiques, tandis qu'une pression plus grande les altérerait d'une façon pathologique.

Enfin, l'auteur résumait les conclusions ci-dessus dans la loi suivante : « Dans la régularisation des dents, la ligne de séparation entre la production de modifications physiologiques et d'altérations pathologiques dans les tissus de la mâchoire est déterminée par une étendue de mouvement, variable suivant les cas, mais qui ne doit pas dépasser 1/240 ou 1/160 de pouce toutes les douze heures.

Les idées du Dr Farrar se trouvent pleinement développées, avec de nombreuses gravures à l'appui, dans la collection du *Dental Cosmos*, vol. 18 à 24.

L'auteur, tout en se servant principalement du principe de la vis, et le déclarant seul exact au point de vue scientifique et physio-logique, a pourtant fait quelquefois usage de certains appareils exerçant une force continue, tels que la bande de caoutchouc, les ligatures de soie ou autres, et a utilisé la plaque de vulcanite pour la fixation des moyens de traction.

En ce qui concerne les principes sur lesquels repose la méthode du D_r Farrar, la profession ne leur a donné qu'une approbation limitée ; mais la multiplicité et la variété de ses appareils, ainsi que l'ingéniosité déployée dans leur construction, ont commandé l'admiration générale et ont été d'une grande valeur pour ceux qui s'occupent de mécanique dentaire. La plupart de ces appareils sont d'une conception originale, admirablement établis et tout à fait à même d'amener le résultat voulu ; mais, en voulant se limiter aussi strictement à l'emploi d'une seule forme d'engin mécanique, l'auteur a fini par produire souvent des appareils trop compliqués ; on pouvait arriver au même but avec des moyens beaucoup plus simples.

Les inventions du D_r Farrar sont si nombreuses, qu'il serait impossible de les introduire toutes dans un manuel et il ne serait pas commode d'en faire un choix destiné à élucider les principes de l'auteur, mais on en trouvera quelques exemples dans la *troisième partie*, consacrée aux traitements pratiques des diverses formes d'irrégularités.

Méthode de Patrick.

Le D_r Patrick a fait connaître, en 1882, sa méthode de régularisation. Son appareil est en or, et construit de façon à se fixer aux dents au moment de la présentation du sujet, sans les préliminaires ordinaires de la prise d'une empreinte et de la fabrication d'un modèle.

L'appareil avec les accessoires, tous admirablement construits et prêts à fonctionner, se vend chez l'auteur et dans les dépôts dentaires.

Les parties essentielles se composent d'un ressort en arc, de bandes de fixation et de nombreuses pièces pour agir sur les dents à régulariser. La fig. 20 représente l'appareil avec un certain nombre des parties accessoires en position. Le ressort A consiste en un fil demi-rond en or platinisé, recourbé en fer à cheval pour s'accommoder approximativement à la forme de l'arcade dentaire. Les bandes BB, également en or ont, du côté palatin, leurs extrémités libres réunies à l'aide d'une vis et d'un écrou fixe pour leur faire embrasser intimement les dents auxquelles on les applique. Du côté opposé, ces bandes ont un anneau qui leur permet de glisser à frottement sur le ressort, et sur l'anneau est soudé un écrou destiné à recevoir la longue vis buccale D, à l'aide de laquelle on peut tendre le ressort une fois que l'appareil a été mis en place et qu'on a fait mouvoir les dents. La tête de cette vis passe à travers un anneau soudé à un coulant qui se fixe temporairement à un oint quelconque du ressort au moyen d'un double coin.

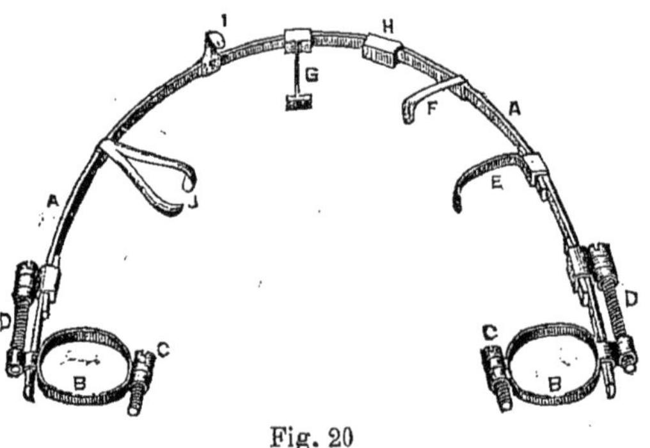

Fig. 20

Parmi les accessoires, E représente un crochet destiné à appuyer contre la face interne ou externe (en renversant le crochet) d'une dent qu'il s'agit de faire avancer ou reculer. Il s'assujettit dans la position voulue à l'aide d'un coin que l'on place entre la surface plane et interne du coulant auquel est soudé le crochet. La dent est mue antérieurement ou postérieurement en desserrant la vis buccale d'un côté, et resserrant celle du côté vers lequel il s'agit de faire progresser la dent. F est un autre crochet qui s'applique sur le bord tranchant des incisives quand on désire déplacer ces dents de dedans en dehors. Une fois ce crochet mis en place, on augmente de temps en temps la tension du ressort en desserrant les vis buccales. H est un coulant renforcé sur sa face palatine par une addition d'or, et destiné à servir d'arrêt pour empêcher une partie de la dent de se mouvoir, tandis que la force s'exerce sur la partie opposée, comme dans la rotation d'une incisive. On l'emploie encore pour presser à la manière d'un coin contre n'importe quelle dent que l'on veut faire rentrer.

G est une barre en T pour produire la double rotation des incisives. I est un crochet vertical qui, en appuyant sur le bord tranchant d'une incisive, empêche le ressort de glisser vers la gencive. J est un crochet biturqué destiné à saisir une canine que l'on veut faire mouvoir en dehors.

Chacun de ces accessoires est soudé à un coulant grâce auquel on peut l'amener en n'importe quel point déterminé du ressort, où on le fixe à l'aide du coin dont il a déjà été question.

Comme il est facile de le voir, l'énergie fournie par cet appareil dépend en partie de l'élasticité du ressort, en partie de l'action directe des vis.

L'ingéniosité qui a présidé à cette invention est certainement très grande, et la délicatesse et l'exactitude de construction des diverses parties sont des plus remarquables. La combinaison des principes du ressort et de la vis, met en jeu deux des énergies les plus importantes dans l'œuvre de la régularisation des dents, et l'auteur les a coordonnées de la manière la plus heureuse.

Toutefois, on peut adresser à cette méthode, comme à toutes les autres, un petit nombre d'objections :

1° Toutes les bandes non soudées, que l'on met autour des dents et qui doivent y rester pendant un temps considérable, sont susceptibles de léser la substance dentaire sous-jacente, à moins que les tissus soient d'une densité très grande. En cimentant les bandes aux dents, selon la méthode de Magill, on remédie à cet inconvénient, tout en obtenant un surcroît de solidité.

2. Le Dr Patrick attache d'ordinaire une seule bande à une dent de chaque côté de la bouche pour obtenir un point d'appui. Or, quand plusieurs dents sont solidement implantées en avant de celles que les bandes entourent, elles ajoutent toutes à la force résistante ; mais quand il n'y en a pas, ou qu'il n'y en a qu'une en avant, la force de résistance semblerait trop légère pour mouvoir plusieurs dents à la fois. Aussi lorsque l'on trouve deux dents adjacentes propres à recevoir une bande, il serait préférable de les réunir ensemble pour augmenter la solidité du point d'appui.

3. La visibilité de la barre d'or et de ses appendices constitue une autre objection. Quand on ne peut éviter d'exposer les appareils à

la vue, cette objection tombe ; mais c'est un inconvénient qu'il faut
éviter chaque fois qu'il est possible. Le Dr Patrick a encore imaginé
deux autres appareils pour agir sur des dents individuelles, quand
l'irrégularité se limite à un seul côté de la bouche et que le ressort
serait trop visible et inutilement encombrant. Dans ce cas, l'énergie résulte de l'action directe de la vis seule.

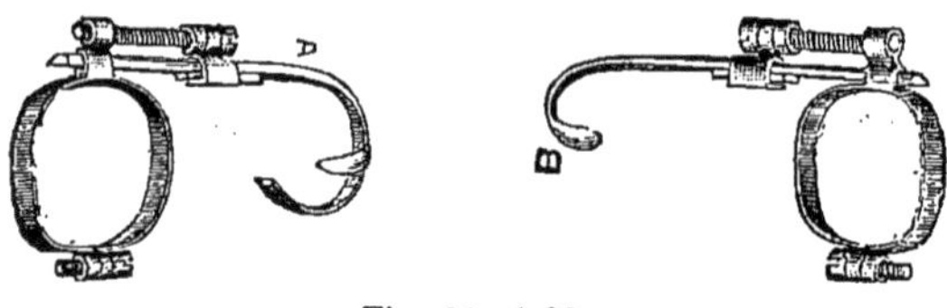

Fig. 21 et 22.

La fig. 21 représente l'appareil destiné à faire avancer ou reculer
une bicuspide dans l'arcade dentaire. La fig. 22 montre le même
appareil modifié pour repousser une canine en arrière.

Méthode de Byrnes

Le Dr B.-S. Byrnes a imaginé une méthode de régularisation, à
l'aide d'étroites bandes d'or fin présentant des formes et des cour-
bures variées pour exercer de la tension sur les dents mal placées.
C'est là une méthode toute nouvelle et extrêmement ingénieuse, et si
l'on ne peut y recourir avec avantage dans tous les cas, elle possède
cependant des mérites précieux pour le praticien. Son énergie résulte
de l'élasticité du métal que l'on plisse de façon à developper cette
propriété au plus haut degré.

Ses bandes se font avec de l'or en plaque de 20 à 22 carats de fin,
laminé très mince, et d'une épaisseur double quand on a besoin
d'une plus grande force. L'auteur fixe ses appareils à l'aide de
bandes entourant des dents choisies à une certaine distance des
organes à mouvoir.

Voici, d'une manière générale, le mode d'application (*Dental
Cosmos*, C. 28. pp. 278 à 284). Après avoir choisi les points fixes,
on les relie à la dent ou aux dents à régulariser au moyen d'une
bande d'or mince. On manipule cette bande de manière à lui donner la forme d'un ressort ou d'une série de ressorts, ajustés de telle

sorte que leur effort s'exerce principalement sur l'organe mal placé.
Ainsi, supposons qu'on ait à faire rentrer en ligne une incisive centrale saillante en dehors, la bande d'or partant des premières molaires embrassera tout l'extérieur de l'arcade.

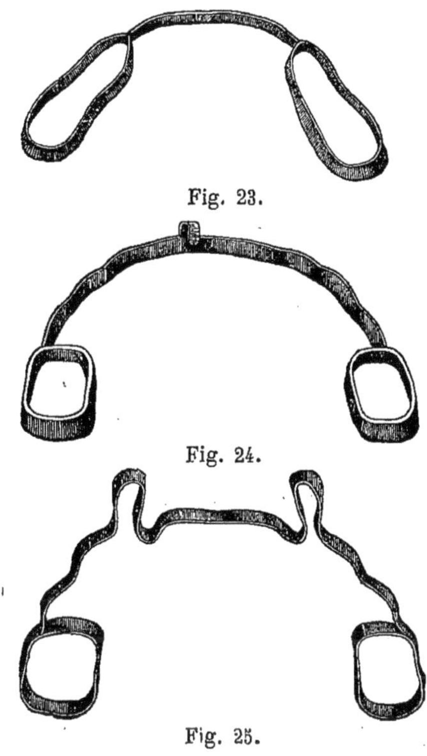

Fig. 23.

Fig. 24.

Fig. 25.

Avec un instrument à extrémité mousse, comme un brunissoir,
on enfoncera alors le ruban dans les interstices des dents sur lesquelles il passe, pour le transformer ainsi en une série de petits
ressorts. L'incisive étant le point le plus proéminent sera naturellement la plus affectée par la pression de ces ressorts, et l'on verra
bientôt qu'elle a subi un mouvement qui, en l'éloignant de la bande,
l'a soustraite à l'action de celle-ci. Dès que l'on constate ce résultat,
on retire l'appareil, on recuit le ruban et, après l'avoir redressé, on
en retranche une petite longueur, soit 1/16 ou 1/32 de pouce, suivant les indications du cas. Il suffit d'en souder les extrémités pour
avoir l'appareil primitif, légèrement réduit, et qu'on fait fonctionner comme auparavant. On entretient ainsi la tension jusqu'à ce

que la dent soit arrivée à la position voulue. Quelquefois, on peut ajouter à l'action de la bande par d'autres moyens, comme par exemple, l'insertion d'un coin de caoutchouc en des points où l'on veut avoir un résultat particulier.

Les fig. 23, 24 et 25 représentent l'aspect général de l'appareil dans quelques-unes de ses variétés.

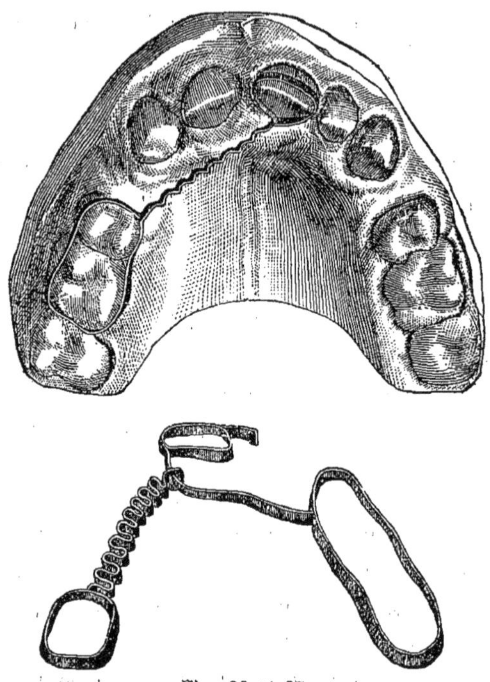

Fig. 26 et 27.

Les fig. 23 et 24 furent employées pour faire rentrer des incisives saillantes au dehors sur une jeune fille de 18 ans. On aida le mouvement par l'insertion de coins en caoutchouc entre la bande et la face labiale des dents. « On coupait et raccourcissait la bande tous les deux jours, mais on voyait le sujet tous les jours pour augmenter l'action du ressort à mesure que les dents s'en éloignaient. »

Le fig. 25 représente la variété employée par le Dr Byrnes pour attirer en avant les incisives inférieures et refouler en même temps les canines en arrière. En coupant et raccourcissant la bande de temps en temps, à mesure que les dents cédaient à la pression, on arriva à corriger l'irrégularité facilement et avec rapidité.

La fig. 26 montre une bande plissée qui servit à faire rentrer en dedans une incisive centrale de la mâchoire supérieure. Le point d'appui est pris ici sur deux dents reliées par une seule bande continue.

La fig. 27 représente un appareil plus compliqué que les précédents. On l'employa dans un cas où une centrale droite recouvrait la latérale. Elle montre comment on peut utiliser la méthode pour faire tourner une dent quand la force doit s'appliquer directement à travers la bouche.

Après s'être procuré l'espace nécessaire, on appliqua l'appareil qui accomplit son œuvre en 4 jours ; puis on posa un appareil de rétention, consistant en une simple bande embrassant étroitement la centrale qui avait pivoté, et pourvue d'ailettes portant sur la centrale gauche et sous la latérale droite.

La bande Magill.

Cet appareil, tout en ne constituant pas à proprement parler une méthode, est étudié ici parce que sa grande valeur en a fait un facteur important dans diverses méthodes de régularisation imaginées après lui. Le Dr W.-E. Magill, ayant, comme ses confrères, éprouvé la difficulté de fixer des appareils de redressement aux dents naturelles de manière à leur assurer une prise solide et à les empêcher de glisser, réalisa le procédé suivant pour triompher de cette difficulté.

Prenant un fragment de plaque de platine n° 28 du calibre américain, il y découpa une bande d'environ 2^{mm}5 de largeur et, après l'avoir recourbée suivant la forme de la dent, il la souda au point où les deux extrémités se recouvraient, pour la convertir ainsi en un collier ou anneau. Après avoir fixé à cet anneau les têtes, broches ou crochets que le cas peut exiger, l'auteur l'enduisait d'oxychlorure de zinc et le glissait sur la dent en un point à peu près intermédiaire entre le collet et le bord tranchant.

Depuis l'introduction du phosphate de zinc, on a trouvé ce composé bien supérieur à l'oxychlorure dont on se servait jusqu'alors pour fixer la bande à la dent. Une fois mis en place, le ciment durcit en cinq minutes environ ; il est alors capable de résister à tout effort ordinaire. A-t-on l'intention de faire agir un ressort en spirale sur une dent ainsi encerclée, il faut, avant d'appliquer le ciment, forer un trou ou creuser une dépression dans la bande en un point convenable. Si l'on se propose d'employer des bandes ou des ligatures de caoutchouc, on doit leur préparer un facile moyen d'attache en soudant préalablement à la bande un petit crochet d'or ou une broche à tête empruntée à une dent de vulcanite. A-t-on besoin d'un jack-screw pour faire mouvoir une dent, il faut souder à la bande qui entoure celle-ci une partie saillante qui sera creusée d'un sillon pour recevoir une extrémité de la vis ; on fera la même chose sur la bande qui entoure la dent servant de point d'appui, pour offrir une prise à l'autre extrémité de la vis.

Quand la régularisation est achevée ou quand, par une cause quelconque, on a besoin de retirer la bande, on y parvient facilement en protégeant l'émail du bord tranchant de la dent avec de la peau de chamois pour y appliquer l'un des mors d'une pince, tandis que l'autre saisit le bord de la bande ; il suffit alors de fermer la main pour déloger l'anneau sans le détériorer le moins du monde. Grâce à cette simple invention, on a réussi à triompher de la plus grande difficulté que présentait jusqu'ici le travail de régularisation, et l'on peut presque dire que d'elle date une nouvelle ère dans cette partie de l'art dentaire. Pour le but à réaliser, rien n'en approche au point de vue de l'efficacité.

Avant l'apparition de la bande Magill, les appareils se fixaient d'ordinaire aux dents à mouvoir à l'aide d'une ligature ingénieusement appliquée et que l'on serrait par tel ou tel genre de nœud, ou bien l'on creusait dans le tissu dentaire une dépression destinée à recevoir l'extrémité d'une vis ou autre engin pour en empêcher le glissement. Mais les nœuds se défaisaient souvent et le forage de la dent offrait des inconvénients, si bien qu'il fallut l'invention du Dr Magill pour supprimer toutes les difficultés.

Grâce à elle, on obtient une fixation absolument sûre et le mouvement des dents s'accomplit avec une exactitude bien plus grande qu'il n'était possible de l'obtenir auparavant. Quand on recourait à la ligature, souvent il était nécessaire qu'elle embrassât la dent à son collet, et quand on pouvait la placer ailleurs, il arrivait souvent qu'elle glissait en ce point à cause de la forme de l'organe. L'irritation des tissus mous, qui en résultait, était fréquemment pour le sujet une cause de grandes souffrances. La bande Magill obvie à cet inconvénient, en empêchant les appareils qui y sont fixés de venir en contact avec la membrane muqueuse délicate et sensible de la gencive.

L'auteur a positivement constaté que, grâce à elle, le travail de la régularisation se fait presque sans souffrance, car la douleur provoquée par les anciennes méthodes dépendait moins de la légère irritation déterminée par les mouvements de la dent que de l'action des ligatures, des bandes de caoutchouc et autres appareils sur les tissus mous. On peut donc, selon nous, reconnaître que la bande Magill a plus fait que n'importe quel engin pour modifier la douleur de ce genre de traitement.

Dans certaines méthodes, comme celle de Farrar et de Patrick, le moyen d'attache se fait à l'aide d'une bande d'or ouverte, fixée aux dents par une vis et un écrou agissant sur les extrémités libres de la bande. Ce procédé, bien qu'il ait son mérite, est plus compliqué, plus encombrant et moins propre que la bande Magill. Il est en outre passible du reproche déjà indiqué, c'est-à-dire qu'il permet aux sécrétions de séjourner entre la dent et la bande.

On trouvera dans la troisième partie plusieurs modifications que l'auteur a faites à la bande pour en augmenter l'utilité.

Méthode du professeur Angle.

L'inventeur a fait connaître pour la première fois cette méthode dans un mémoire lu à la section dentaire du troisième congrès médical international, tenu à Washington en septembre 1887.

Les parties de l'appareil sont entièrement métalliques. La force s'obtient de moyens mécaniques bien connus, à savoir de la vis et du levier, ce dernier étant toujours représenté par des cordes de piano.

La résistance se fait en attachant solidement les parties aux dents à l'aide de la bande Magill, invariablement fixée à demeure par du ciment.

Les appareils sont peu nombreux, de construction simple et de facile application, qualités qui augmentent notablement la valeur de tout engin mécanique quel qu'il soit. Voici comment le professeur Angle décrit sa méthode :

« La fig. 28 représente les appareils simples qui servent à construire toutes les modifications dont le procédé est susceptible. A est une grosse vis de traction, logée dans un tube et qu'on utilise dans les cas offrant une grande résistance. B est une vis du

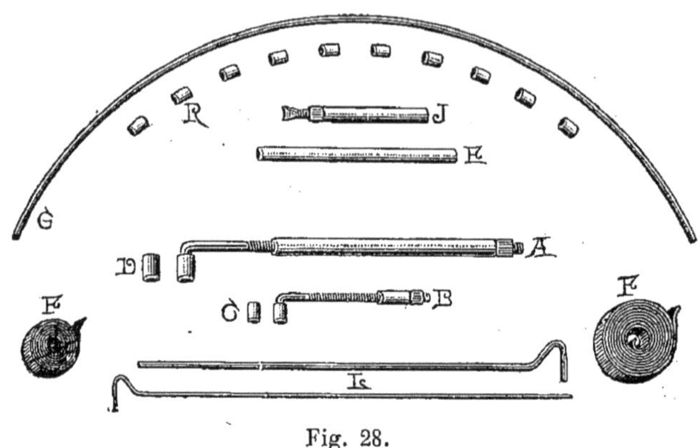

Fig. 28.

même genre, plus petite, servant pour les cas de résistance légère ou quand, pour une raison quelconque, on veut agir avec un appareil délicat. C et D sont des tubes qui se soudent aux bandes placées sur les dents à mouvoir et dans lesquels s'accroche la vis de traction. J est un jack-screw, dont l'extrémité est aplatie et qui sert comme moyen de repousser la dent. E est un tube supplémentaire, permettant de faire un jack-screw

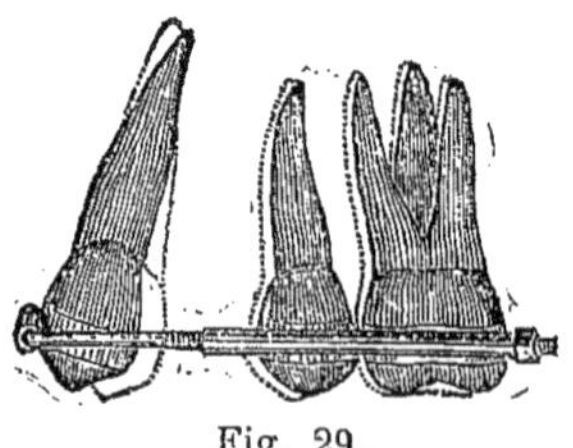

Fig. 29.

plus long. FF sont des ressorts spiraux. G est une bande d'or de rétention, et RR de petits tubes destinés à être soudés aux bandes et dans lesquels le fil de rétention s'adapte exactement. LL sont des leviers, faits avec des fragments de cordes de piano de diamètres divers, pour obtenir divers degrés de force.

« En dehors des avantages de simplicité, d'efficacité et de propreté qu'assure cette méthode, elle permet encore de réaliser un
plus grand desideratum, grâce aux principes mécaniques sur lesquels se base la construction des appareils. Deux traits caractérisent
surtout cette méthode : ce sont la fixité du point d'appui et la
continuité de la pression, qu'on obtient ainsi à coup sûr et presque
à la perfection.

« Le moyen à l'aide duquel on maintient une ou plusieurs dents
parfaitement stationnaires, tout en servant comme point d'appui
ou base de résistance pour l'application de la force, ce moyen est
est des plus simples et particulier à cette méthode.

« On entoure de bandes une ou plusieurs dents, comme le
montre la fig. 29. A ces bandes on soude un tube d'une certaine
longueur. Ce tube donne passage à une tige filetée à l'une de ses

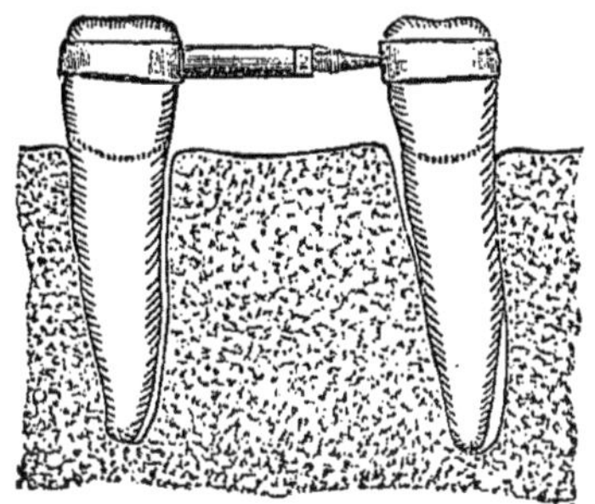

Fig. 30.

extrémités, tandis que l'autre bout se recourbe à angle droit pour
accrocher la dent à mouvoir. Le resserrement de l'écrou devrait
tendre naturellement à faire avancer les dents d'appui dans leurs
alvéoles, mais ce mouvement est empêché par la connexion rigide
et la longueur du tube qui enveloppe la tige. Il est évident que
deux dents ainsi réunies ne sauraient se mouvoir que simultané-
ment. Les sommets radiculaires progresseraient d'ailleurs au même
degré que les couronnes, s'il se produisait le moindre mouvement,
chose à peu près impossible. Quant à la dent à rectifier, elle est
réunie à la tige de façon à se mouvoir en raison de la force appliquée. Les lignes pointées de la figure montrent la direction des
mouvements qui ont lieu.

« La fig. 30 montre l'appareil modifié pour produire un mouvement latéral.

« Dans ce cas, la base du jack-screw est soudée à la bande. On dispose toujours à l'avance des moyens pour maintenir en place la dent régularisée, en soudant des tubes de rétention aux points voulus dès le début de l'opération, de telle sorte qu'une fois l'organe rectifié, il suffit d'insérer le fil d'or de rétention et d'enlever la force.

« Voici quelques-uns des principaux mouvements que l'on peut obtenir en modifiant les diverses parties de l'appareil :

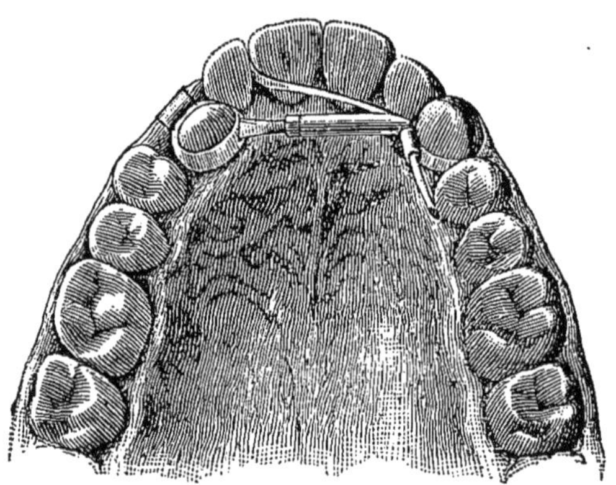

Fig. 31.

« La fig. 31 montre l'application et le mode d'action de la vis directe. On obtient un solide point d'appui pour la vis en entourant la canine gauche d'une bande à laquelle est soudé un tube, que traverse un fil d'or d'une longueur suffisante pour lui permettre de s'étendre et de reposer sur les dents adjacentes. La canine opposée porte aussi une bande sur le côté labial de laquelle on a soudé un tube de rétention. Sur le côté lingual, on a fait une rainure destinée à recevoir le bout aplati du jack-screw.

« Quant à l'autre bout du tube dans lequel joue la vis, il a été limé de façon qu'il repose immuablement contre le fil et le tube soudé à la canine. Une fois la dent rectifiée, on la maintient en place en insinuant un fragment de fil d'or dans le tube de rétention soudé à la face labiale, et l'on n'enlève ce fil que quand l'organe est solidement fixé dans sa nouvelle position.

« La fig. 32 montre le moyen de ramener des dents en arrière dans la ligne de l'arcade.

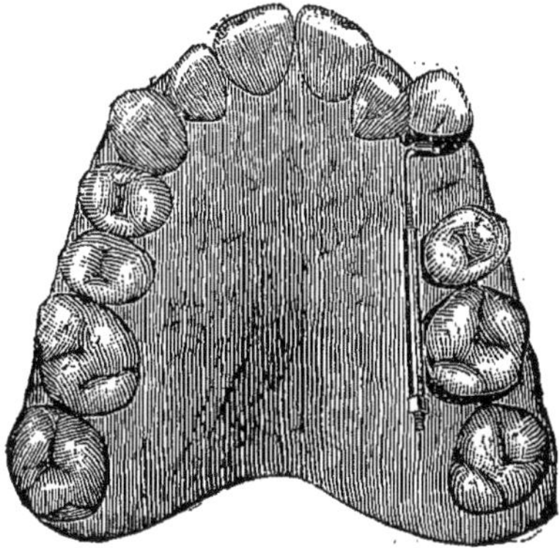

Fig. 32.

« Autour de la seconde bicuspide et de la première molaire sont passées des bandes sur lesquelles on a soudé solidement le tube qui donne passage à la forte vis de traction. La canine à mouvoir porte aussi une bande à laquelle est soudé un petit tube destiné à recevoir l'extrémité de la vis de traction.

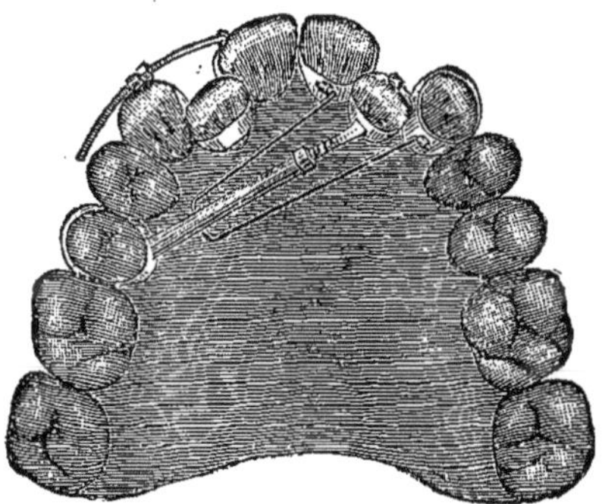

Fig. 33.

« Il suffit de tourner l'écrou pour faire progresser cette canine ; et, pour l'empêcher de pivoter pendant ce mouvement, l'extrémité à angle droit de la vis s'adapte exactement dans le petit tube soudé à la bande.

« La fig. 33 montre comment on refoule une dent en dehors. Le principal point d'appui est fourni par la deuxième bicuspide contre

laquelle repose la base du tube. La bande qui entoure l'incisive latérale porte une rainure destinée à recevoir l'extrémité du jack-
screw. Pour augmenter la résistance, des fils métalliques retenus par
un éperon fixé au corps du tube qui renferme la vis vont s'accrocher
dans des tubes soudés aux bandes de l'incisive centrale et de la
canine adjacente. De la sorte, ces dents ne peuvent pas être repoussées en dehors et l'on a, comme points d'appui, trois organes au lieu
d'un seul.

« On voit, fig. 34, les diverses parties de l'appareil.

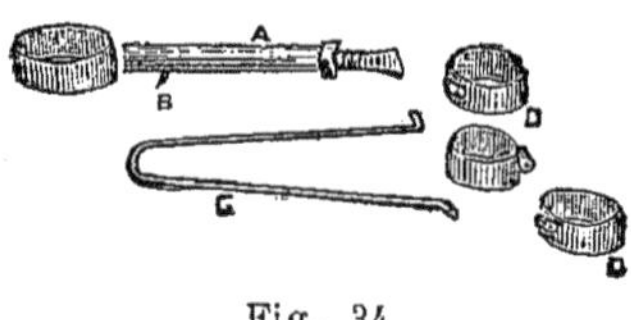

Fig. 34.

« Voici un autre moyen simple de produire un mouvement en
dehors : On entoure la dent à régulariser d'une lame mince, dont
les deux extrémités reposent sur la face labiale des dents adjacentes.
L'une de ces extrémités porte un bout de tube soudé verticalement,
l'autre tube semblable soudé horizontalement ; dans ces tubes entre

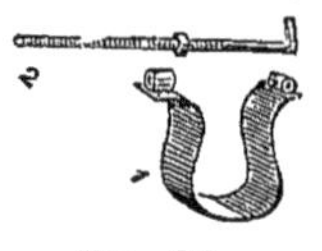

Fig. 35.

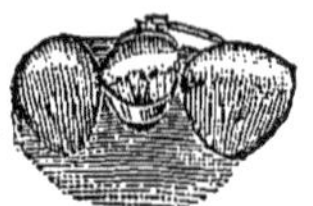

Fig. 36.

la petite vis de traction, recourbée de façon à se conformer à la forme
de l'arcade et qui agit ici, non pas en tirant, mais en refoulant.
La fig. 35 représente les diverses parties de l'appareil isolément. La
fig. 36 montre comment on maintient les dents en position, une fois
rectifiées.

« Dans notre méthode, la rotation se produit comme dans la
plupart des autres, en utilisant l'action de levier et l'élasticité d'une
barre ou d'un fil métallique qui se fixe sur la dent à faire pivoter,
et tire son origine d'une ou plusieurs dents éloignées et plus résis-
tantes. La fig. 37 représente une incisive latérale avec l'appareil
destiné à la faire tourner. On voit que cette dent porte une bande à

laquelle est soudé un petit tube. Il en est de même pour la seconde bicuspide, et, pour s'assurer une plus grande résistance, on a soudé à la surface palatine de la bande de cette dent un autre tube, qui donne passage à un fil reposant sur la première bicuspide et la première molaire. Du côté buccal, les deux extrémités de la bande sont disposées en crochet pour fixer le bout du levier destiné à agir sur l'incisive latérale.

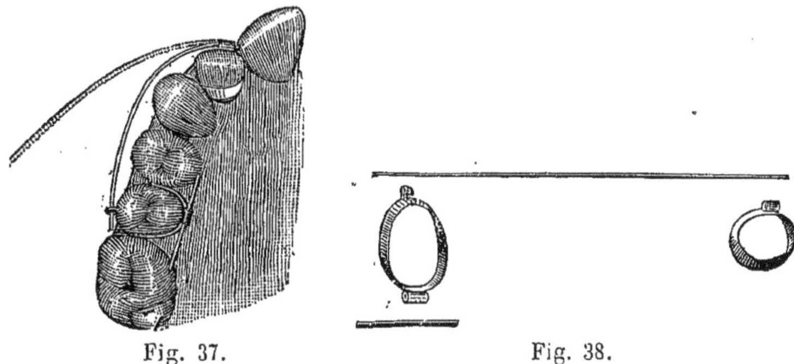

Fig. 37.   Fig. 38.

« Les diverses parties de l'appareil sont représentées dans la fig. 38.

« Une fois la dent en position, on l'y maintient à l'aide d'un court fil qui passe à travers le tube et s'étend sur la centrale, comme le montre la fig. 39.

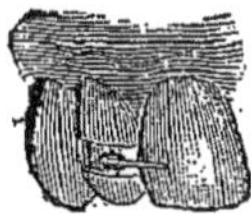

Fig. 39.

« On voit que ce fil est retenu en place par une petite broche qui s'insinue dans un trou foré à la fois dans le tube et le fil.

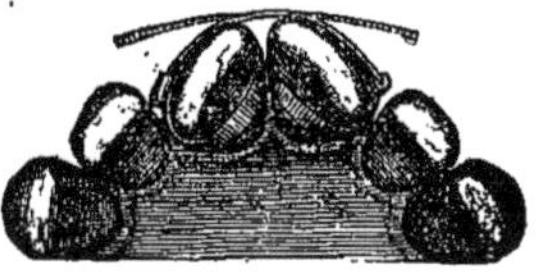

Fig. 40.

« Quand on a deux dents à faire pivoter en même temps dans des directions opposées, comme les incisives centrales, la double rotation peut s'exécuter avec l'appareil représenté fig. 40. Les deux dents portent des bandes auxquelles est soudé à l'une un tube horizontal, à l'autre un tube vertical. Un bout de corde de piano, recourbé à angle droit à l'une de ses extrémités, est mis dans la

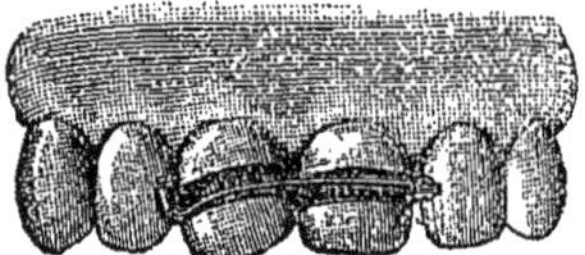

Fig. 41.

position qu'indique la fig. 41. La tendance du fil à se redresser fera tourner les deux dents à la fois. Une fois la rectification obtenue, on substitue au fil de piano un fil d'or non élastique pour maintenir les incisives en position.

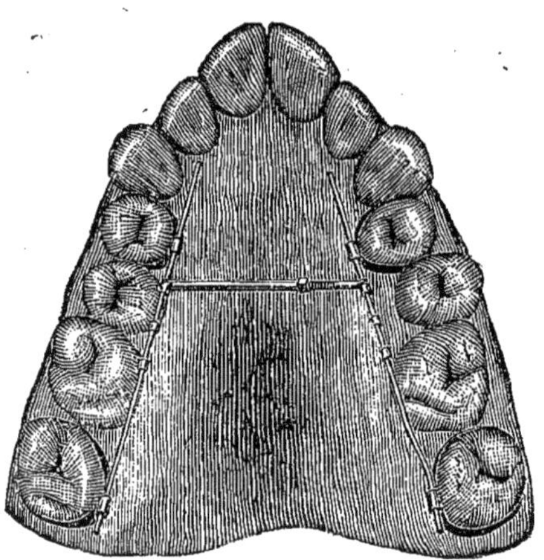

Fig. 42.

« L'expansion de l'arcade se fait en entourant d'une bande, à laquelle est soudée un petit tube, la dent qui précède et celles qui suivent les dents à repousser. On dispose ensuite le jack-screw en travers de l'arcade, comme on le voit fig. 42. Des colliers ou de courts tubes sont soudés aux fils latéraux, de distance en distance, pour maintenir la vis dans la position voulue. On peut avancer ou reculer le cric selon les diverses exigences du cas. »

Les moyens disposés à l'avance pour retenir les dents régularisées sont nouveaux et ingénieux. En outre, la méthode comprend tant de modifications heureuses d'engins déjà connus (comme la vis et la bande) et des appareils se composant de parties si simples et d'une action si directe, qu'elle doit nécessairement s'imposer à tous les praticiens qui s'occupent d'orthodontologie.

On peut se procurer ces appareils dans les dépôts dentaires.

Méthode de Coffin

Dans un travail lu à la section dentaire du Congrès médical international réuni à Londres, au mois d'avril 1881, M. Walter H. Coffin a exposé sa méthode de régularisation des dents. Il la tenait de son père, avec lequel il l'a mise en pratique pendant 25 ans. Ces deux praticiens la désignèrent sous le nom de *méthode d'expansion*, parce que dans presque tous les cas qu'ils eurent à soigner, ils trouvèrent nécessaire de combiner un certain degré d'expansion avec les autres mouvements désirés.

La construction de l'appareil et le principe d'après lequel il agit sont extrêmement simples. La force dérive de l'élasticité du fil pour piano, fixé de diverses façons à une plaque de vulcanite qui recouvre la voûte palatine (quand il s'agit de dents supérieures) et enveloppe les dents postérieures des deux côtés pour y trouver des points d'appui et sa fixité de position. Quand il est à propos de dilater l'arcade supérieure, le fil se replie de la manière suivante ∽ et repose sur le sommet de la plaque dans laquelle ses deux extrémités sont soudées.

Pour produire l'expansion latérale de la mâchoire inférieure, il faut nécessairement modifier la forme de l'appareil. La plaque de vulcanite se fait en forme de fer à cheval et s'adapte à la gencive et à la face linguale des dents, en coiffant les molaires et les bicuspides. Sur la face linguale de cette plaque, se trouvent deux fragments de corde de piano convenablement recourbés, avec leurs extrémités noyées dans le caoutchouc.

Une fois les plaques terminées, on les scie en deux sur la ligne médiane pour pouvoir augmenter de temps en temps la tension du fil, en écartant l'un de l'autre les deux segments de la plaque.

Le fil métallique employé peut se trouver chez les fabricants de pianos ou dans les dépôts dentaires. Il consiste simplement en acier de la meilleure qualité, étiré au diamètre voulu à l'aide de la filière.

La qualité de l'acier, aussi bien que la rigidité du fil, s'améliore beaucoup par les passages successifs à travers la filière.

Pour les cas ordinaires, M. Coffin conseille de prendre du fil d'un diamètre variant entre 3 centièmes et 1 centième de pouce. Au-dessus ou au-dessous de ce calibre, la pression sera augmentée ou diminuée.

Il ne faut pas le recuire pour s'en servir, mais se borner à le replier comme il convient, tel qu'il vient. D'après M. Coffin, il faut l'étamer après l'avoir recourbé pour prévenir l'oxydation dans la bouche, mais cette précaution ne paraît pas nécessaire.

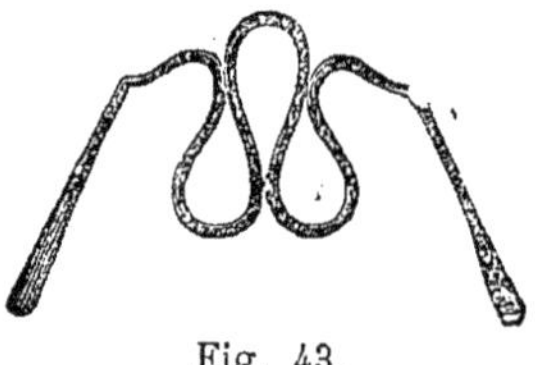

Fig. 43.

La fig. 43 représente un fil recourbé de manière à produire l'expansion de l'arcade supérieure.

Voici les détails de construction d'une plaque d'expansion pour la mâchoire du haut : Avec une empreinte fidèle du maxillaire et des dents, prise soit en plâtre, soit en composé à modeler, on fait un modèle de plâtre. On se sert de celui-ci pour obtenir une plaque-base en cire, recouvrant toutes les parties destinées à être recouvertes par la plaque définitive. Prenant ensuite le fil convenablement recourbé, on le contourne de façon qu'il repose sur la face exposée de la plaque-base, et s'y adapte dans son contour aussi exactement que possible. On fixe les extrémités de ce fil à la plaque à l'aide de nouvelle cire, et l'on glisse entre la plaque et le reste du fil un fragment de feuille d'étain (n° 60) dont on relève les angles, de telle sorte que le plâtre, une fois coulé, puisse le saisir et l'enlever avec le fil. Le but de cette feuille est de laisser à la plaque une surface polie au-dessous du fil après la vulcanisation. On met alors en moufle suivant le procédé ordinaire. A l'ouverture du moufle, le fil et la feuille d'étain viendront avec la moitié supérieure, tandis que le modèle restera dans la moitié inférieure. Après l'enlèvement de la cire et le tassement du caouthouc, on procède à la vulcanisation, puis au polissage. Pour achever la pièce, il ne reste plus qu'à l'essayer dans la bouche et à faire les petites corrections nécessaires.

Quel que soit le nombre des dents naturelles que l'on coiffe de caoutchouc, il importe de toujours y comprendre les dernières de l'arcade, sans quoi elles s'allongeraient par suite de défaut d'occlu‑ sion et entraveraient ainsi sérieusement la fonction masticatoire. Enfin, quand on est assuré que tout va bien, on scie la plaque en deux avec une fine scie de bijoutier, on en adoucit et arrondit légèrement les bords, et on la place dans la bouche.

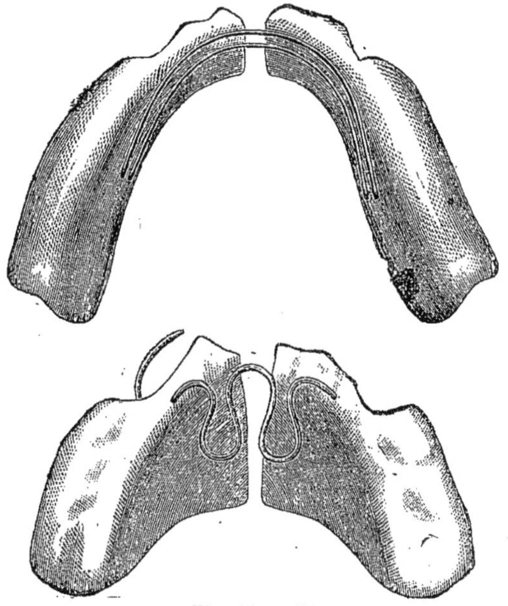

Fig. 44 et 45.

Il est bon que le sujet s'habitue à porter la plaque durant une journée, puis tous les jours ou tous les deux jours, on augmente la tension des fils en écartant les deux segments de la plaque au degré voulu pour laisser un léger espace entre eux. Il ne faut faire usage que des doigts pour écarter les deux moitiés, car si dans ce but on agissait sur le fil avec des pinces, on pourrait changer les rapports des deux segments au point de détruire toute l'utilité de l'appareil. La construction de la plaque inférieure est à peu près la même, les fils doivent seulement s'y appliquer suivant une courbe lisse continue, au lieu de se replier.

Les figures 44 et 45 représentent des plaques d'expansion supé‑ rieure et inférieure, telles que nous venons de les décrire.

Pour les cas qui ne réclament pas l'expansion, mais où l'on a simplement à faire mouvoir une ou plusieurs dents, M. Coffin emploie une plaque ordinaire de vulcanite, munie de fils disposés de façon à produire les mouvements désirés. On la construit comme la précédente, sans la diviser avec la scie et en disposant les fils d'une autre manière. On prend un seul bout de fil d'une certaine longueur, dont une extrémité se recourbe à angle droit et dont l'autre est aplatie, celle-ci devant être noyée dans la vulcanite, tandis que l'autre extrémité et une longue portion du fil restent libres et en contact avec la plaque. Avant de fixer le fil à la plaque-base de cire, la dent en plâtre représentant l'organe à faire mouvoir est réséquée près de son collet et l'on applique sur le chicot le bout recourbé du fil qui doit en recouvrir tout le diamètre. On le vulcanise à la plaque dans cette position.

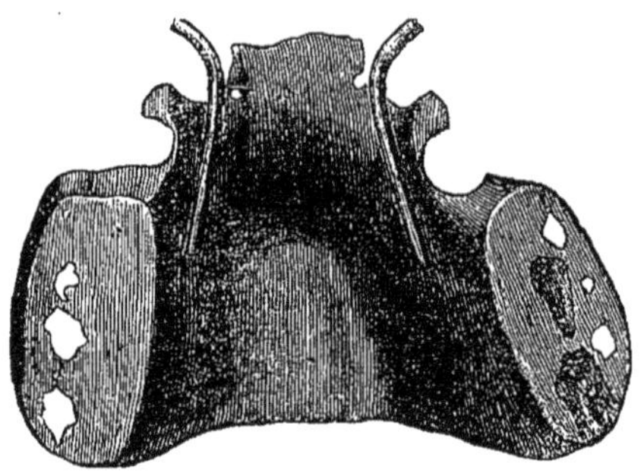

Fig. 46.

Quand on veut introduire la plaque dans la bouche, il faut repousser le fil en arrière avec un instrument, afin de pouvoir la mettre en position. Une fois en place, et le fil rendu libre, une pression continue s'exercera sur la dent irrégulière. Lorsque la tension du fil aura diminué par l'avancement de l'organe, on pourra l'augmenter, soit en recourbant le fil au point où il entre dans la plaque, soit en l'enlevant pour le mettre dans une autre position.

Une autre manière très commode, d'allonger les fils suivant la progression de la dent, c'est de glisser sur lui un morceau de tube de platine ou de maillechort et de le souder au point voulu.

Quand on veut repousser une dent en dehors, on fixe le fil sur la face palatine de la plaque ; tandis que pour la faire mouvoir de

13

dehors en dedans, on la fixe à la partie de la plaque qui recouvre la surface buccale des molaires.

La rotation s'accomplit en combinant les deux mouvements, c'est-à-dire en ayant un fil sur la surface palatine, pour agir sur un angle de l'organe, et un autre sur la surface buccale pour refouler l'angle opposé.

On peut encore disposer 2 fils pour agir sur deux dents à la fois, soit dans le même sens, soit dans des directions opposées. La fig. 46 représente une plaque construite pour refouler en dehors les incisives latérales.

Différents praticiens ont imaginé de nombreuses modifications de la plaque Coffin, dont on trouvera quelques exemples dans la 3ᵉ partie.

L'inventeur réclame pour sa méthode et ses appareils la simplicité, la facilité de construction, le bon marché, des applications presque universelles, un parfait contrôle de la force appliquée et une action directe, l'absence relative de douleur en raison de la non irritation des tissus mous, une fixité parfaite, très peu de visibilité, la facilité de l'enlèvement pour le nettoyage et peu de gêne pour la parole et la mastication. Nous pensons qu'il n'y a rien là d'exagéré, et cet éloge place probablement cette méthode au-dessus de toutes celles que l'on a imaginées pour la correction des irrégularités dentaires.

Méthode de Talbot

Le Dʳ E.-S. Talbot (*Irregularities of teeth*, page 126) a imaginé une modification du ressort en fil de piano de Coffin, qui consiste dans la transformation en spirale de ce fil en quelque point de sa longueur, modification qui augmente, d'après l'auteur, l'élasticité du ressort et le nombre de ses applications. Différent en cela du fil Coffin, celui-ci peut s'utiliser sans plaque de vulcanite et sans se fixer d'une façon permanente à n'importe quel appareil. La spirale se fait en enroulant le fil autour d'un mandrin solidement assujetti dans un étau.

Quant aux extrémités, on peut les recourber ou les couper à la longueur voulue pour répondre aux différentes indications. Ce ressort fonctionne soit avec une plaque de vulcanite, soit avec des bandes d'or ou de platine fixées aux dents par du phosphate de zinc. En adaptant les bouts du fil dans des trous forés dans les bandes ou la plaque, on maintiendra le ressort en position. Quand on s'en sert sans plaque, il est quelquefois à propos de l'assujettir à quelques-unes des dents pour l'empêcher de tomber dans la gorge.

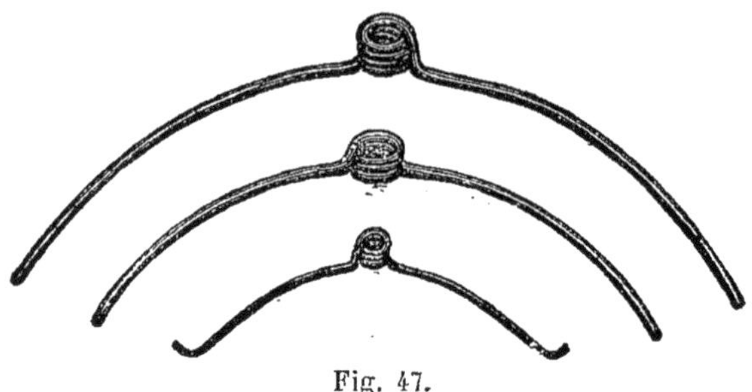

Fig. 47.

La fig. 47 montre le ressort-spiral sous quelques-unes de ses formes. Pour l'empêcher de balancer dans la bouche, on le fait ordinairement appuyer contre un bouton placé à l'endroit voulu sur la plaque.

La fig. 48 représente un cas traité par le Dr J.-F. Austin, dans lequel il fit usage du ressort Talbot, sous une forme réduite, pour écarter des dents adjacentes et obtenir l'espace nécessaire à la rotation et à la régularisation d'une incisive latérale.

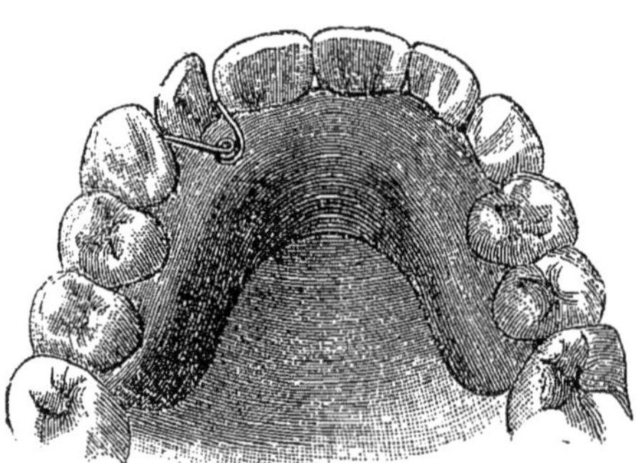

Fig. 48.

La fig. 49 montre l'application du ressort spécial pour l'expansion de l'arcade. La plaque est fendue suivant le système Kingsley de que les segments, en partie séparés, puissent se mouvoir indépendamment du reste de la plaque. Près des extrémités libres de chacune de ses ailes, un trou est foré pour recevoir les bouts du ressort, dont la partie en spirale appuie contre la partie antérieure de la plaque. Grâce à cette disposition, les dents bicuspides se déplaceront plus vite que les molaires.

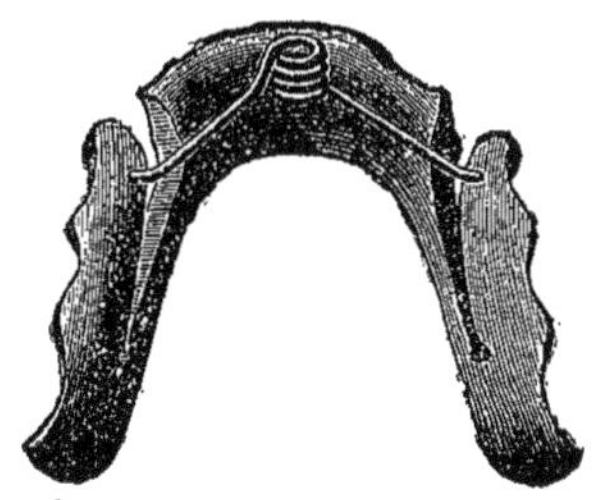

Fig. 49.

Un exemple de l'emploi du ressort-spiral sans plaque de vulcanite, est représenté fig. 50. Dans ce cas, des bandes de platine furent cimentées aux incisives latérales et les extrémités du ressort reposaient dans de petits trous forés à ce dessein dans les bandes. L'action du ressort dégagea les dents que l'on amena ensuite dans la position voulue à l'aide d'autres appareils.

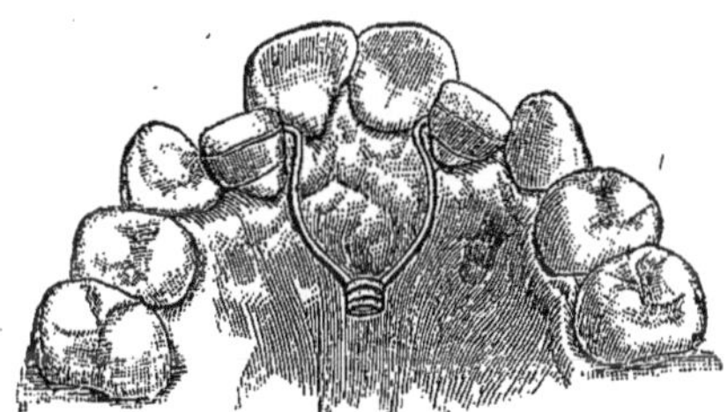

Fig. 50.

Le ressort-spiral a, dans bien des cas, des avantages sur le ressort simple, en ce qu'il peut être employé avec efficacité alors que l'autre ne le pourrait pas. Il est encore plus facile à régler dans sa tension, et peut être aisément remplacé par un plus faible ou un plus fort, suivant les exigences des cas.

TROISIÈME PARTIE

DES DIVERSES FORMES D'IRRÉGULARITÉS

ET DE LEUR TRAITEMENT

Après l'exposé des principes et des méthodes, il est nécessaire de donner des exemples de leur application dans des cas typiques, pour mettre l'étudiant à même de comprendre leur relation pratique.

Au point de vue de la facilité ou de la difficulté du traitement, les irrégularités dentaires se divisent naturellement en deux classes générales : la première comprend les cas où l'on vient nous consulter dès que le désordre commence, le deuxième ceux où la difformité est pleinement établie et confirmée avant qu'on réclame le secours de l'art. Dans la première catégorie, qui appartient d'ordinaire à l'enfance, on a l'avantage de la facilité du mouvement et l'absence de complications ; tandis que dans la seconde, il faut lutter contre un mouvement lent et difficile, et une variété de conditions défavorables.

Cela étant, il nous a paru bon d'étudier certaines formes d'irrégularité, surtout celles qui portent sur les six dents antérieures de chaque mâchoire, dans des sections distinctes, suivant que ces anomalies apparaissent avant ou après l'achèvement de la dentition, parce que le traitement doit varier notablement dans l'un et l'autre cas.

CHAPITRE PREMIER

DENTS INCISIVES FAISANT LEUR ÉRUPTION EN DEHORS OU EN DEDANS DE L'ARCADE

Nous avons déjà indiqué le fait que normalement les incisives inférieures permanentes sortent en dedans de l'arcade et postérieurement aux dents de lait correspondantes, tandis que les incisives supérieures permanentes franchissent la gencive en dehors des dents caduques qui les ont précédées. En raison de l'espace limité qui leur est accordé, les incisives du bas ont plus de tendance aux irrégularités que les incisives supérieures plus favorablement situées, bien que ces dernières se montrent souvent entassées et quelquefois avec la complication de torsion sur leur axe longitudinal.

Tant que les dents inférieures sont en dedans de l'arcade, alors même qu'elles présentent une disposition irrégulière, on n'a guère à s'en occuper avant l'achèvement de la dentition ; et une fois cette époque arrivée, on observera généralement que la nature a presque entièrement, sinon tout à fait, corrigé l'irrégularité.

De même, quand quelques-unes des incisives supérieures sortent légèrement en dehors de l'arcade, tout en restant en ligne, avec des espaces entre elles, il n'est pas besoin d'intervenir, car dans la plupart des cas, la force exercée par les lèvres et les canines en voie d'éruption rétablira leur position et leurs rapports normaux.

Toutefois il n'est pas rare de voir, sous l'influence de telle ou telle cause, une incisive du haut déviée dans sa marche, apparaître en dedans de l'arcade, ou une incisive inférieure en dehors de l'arcade. Dans l'un et l'autre cas, il faut agir dès que la dent ou que les dents irrégulières sont sorties à un degré suffisant pour permettre de donner prise à la force voulue.

Quand une ou deux des incisives supérieures sont déviées en dedans, l'usage du plan incliné représenté fig. 51 est un moyen très simple de la ramener en ligne.

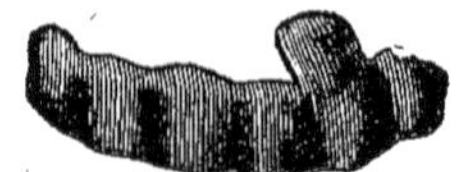

Fig. 51

On le fabrique généralement avec une lame d'argent (calibre 26), qu'on estampe de façon à en faire une pièce qui recouvre toutes les couronnes des incisives et canines du bas. Au point où l'incisive supérieure à rectifier touche cette plaque, on soude une lame plus forte en argent (calibre 22), en lui donnant une certaine inclinaison. Cet appareil mis en place, la dent irrégulière se ramène facilement en ligne, grâce à la force qu'exercent sur elle les efforts de la mastication. Si l'on a plus d'une dent à rectifier, on soude à la pièce des plans inclinés correspondant à chaque dent mal placée.

Pour assurer l'adaptation intime et la stabilité de la pièce, il est bon de gratter légèrement le collet de chaque dent sur le modèle de plâtre, à la fois du côté lingual et du côté buccal, avant de couler le moule métallique. L'appareil convenablement construit, de façon à ce que chaque dent se trouve un peu serrée au collet, conservera d'ordinaire sa position pendant les dix à quinze jours nécessaires à la rectification d'une ou deux dents.

Pour éviter la nécessité de retirer l'appareil dans le but de satisfaire aux besoins de propreté, et la tentation que pourrait avoir le sujet de ne pas le replacer, aussi bien que pour l'assujettir plus solidement, l'auteur a pris l'habitude de le fixer aux dents avec du phosphate de zinc, comme pour le bridge-work.

On a adressé à ce système deux objections principales : 1° on prétend qu'en ouvrant ainsi l'articulation, les dents postérieures peuvent s'allonger ; 2° que le sujet peut éviter de mordre sur le plan. Ces objections tombent devant l'expérience positive.

Le temps pendant lequel les mâchoires sont écartées n'est pas assez long pour permettre la moindre élongation perceptible, et, d'autre part, le patient doit mordre et mord en réalité sur le plan pendant a mastication, car c'est le seul point où l'occlusion est possible.

Dans les cas où une incisive inférieure est déjetée en dehors de l'arcade par sa correspondante du haut qui s'articule en dedans d'elle, on parvient à faire mouvoir les deux dents en sens opposé et à les ramener en ligne au moyen de l'appareil suivant, que l'auteur a imaginé il y a plusieurs années : on prend une bande de platine mince (plaque du calibre 29), on l'adapte autour de l'incisive inférieure, puis l'on soude les deux bouts de cet anneau.

Pour former le plan, on replie un fragment de plaque d'or ordinaire comme on le voit fig. 52, et l'on soude cette sorte de pont aux deux faces linguale et labiale de la bande. Après avoir essayé cet appareil sur la dent, on le fixe à demeure à l'aide de phosphate de zinc. Quand les dents sont en contact intime, il est bon de faire porter la pièce un jour avant de la cimenter, car l'écart obtenu permettra de l'attacher plus parfaitement. Il faut mettre assez de ciment pour remplir tout l'espace compris entre le plan et la dent, afin de fortifier l'appareil et de lui donner plus de résistance. La fig. 52 le montre en position et isolé. Ses avantages sont sa petitesse et son absolue fixité. Une fois la correction obtenue, il faut couper la bande pour la retirer.

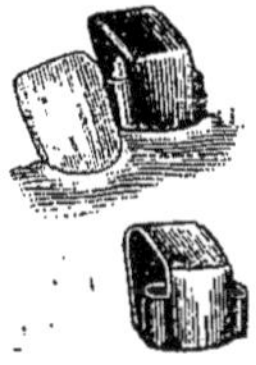

Fig. 52.

Un autre moyen d'arriver au même but, est celui du professeur C.-N. Peirce. Il se contente d'attacher des ligatures à plusieurs ou à toutes les incisives inférieures et les fixe aux molaires des deux côtés. Ces ligatures, bien serrées à l'état sec, se rétractant sous l'action de l'humidité, ramèneront les incisives en dedans. On continue l'opération jusqu'à ce que les dents du bas arrivent en arrière des incisives supérieures mal placées. On enlève alors les ligatures, et les incisives inférieures en tendant à reprendre graduellement leur position primitive, entraînent avec elles les supérieures déviées en dedans.

Lorsque, pour une raison quelconque, il est bon de limiter les moyens de correction à la mâchoire où existe l'irrégularité, comme par exemple, quand les latérales supérieures sont déviées en dedans, un procédé simple consiste à prendre un fragment d'or platinisé, d'environ 5 millimètres et demi de largeur et assez long pour répondre à plus des quatre incisives, et d'y forer quatre trous, deux opposés à chacune des latérales. La barre mise en position sur la face labiale. des centrales, on y attache solidement les dents déviées en passant les fils à travers les trous. Le ressort de la barre et la rétraction des ligatures imbibées par la salive ne tarderont pas à rectifier les incisives latérales, en ayant soin de renouveler les ligatures tous les deux ou trois jours.

Un moyen plus satisfaisant d'arriver au but, consiste à souder un bout de la barre à un anneau de platine embrassant l'une des latérales et fixé à celle-ci par du ciment de phosphate de zinc. Disposée de la sorte, la barre n'a qu'un bout libre qu'il est plus facile de ligaturer à l'autre latérale.

La fig. 53 représente un appareil de ce genre, dont on s'est servi pour ramener en ligne les deux latérales supérieures chez une jeune fille de dix ans. Le cas se compliquait d'une légère torsion sur son axe de l'une des incisives centrales.

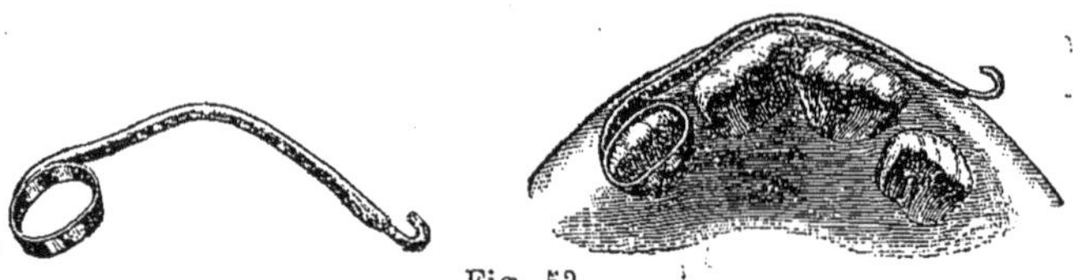

Fig. 53.

On adapta à la latérale droite un anneau de platine sur la face labiale, duquel on souda l'extrémité d'une barre en or faisant ressort, et d'une longueur qui lui permettait de s'étendre jusque sur la latérale opposée. La barre se terminait par un crochet à son extrémité libre et était contournée dans son trajet, de façon à ne toucher que le bord proéminent de l'incisive centrale tordue sur son axe. Après avoir cimenté le collier à la latérale droite, on réunit la latérale gauche au crochet de la barre par un petit anneau de caoutchouc. L'appareil exerce de la sorte une double action ; il ramène d'abord les latérales en ligne, puis refoule en arrière et en dedans l'angle saillant de la centrale.

On peut encore réussir en recourant à une plaque de Coffin avec des crochets disposés comme le montre la fig. 54.

On construit la plaque de caoutchouc de façon à lui faire recouvrir la voûte palatine et plusieurs bicuspides ou molaires de chaque côté. Dans les parties latérales de la plaque on fixe un fragment de corde de piano, qui s'étend en avant en s'écartant des dents pour se terminer par un crochet au niveau de l'organe à ramener en dehors. Un anneau de caoutchouc relie chaque dent déviée au crochet correspondant. L'élasticité du caoutchouc, jointe au ressort du métal, attirera rapidement l'organe en dehors, à la condition que celui-ci trouve l'espace suffisant pour se loger dans l'arcade.

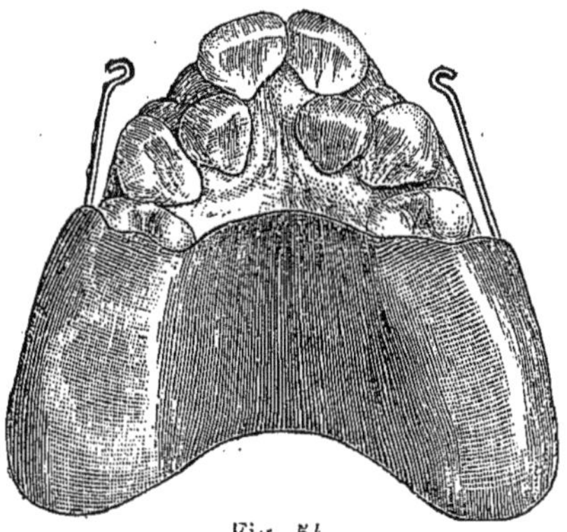

Fig. 54.

Comme nous l'avons déjà dit, l'existence de légers espaces entre les incisives supérieures peu après leur éruption ne réclame pas notre intervention, pourvu que ces dents se trouvent dans la ligne normale de l'arcade ; mais il arrive souvent que, outre l'existence de ces intervalles, une ou plusieurs de ces incisives ont pivoté plus ou moins sur leur axe longitudinal, comme on le voit fig. 55.

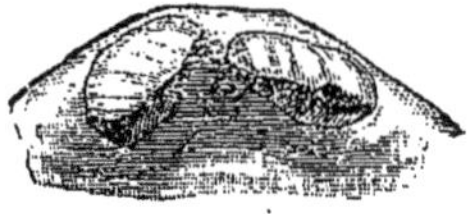

Fig. 55.

D'autres fois les dents peuvent être en contact, tandis que l'une d'entre elles a pivoté et recouvre sa voisine, comme le montre la fig. 56. Dans les deux cas, il est fort probable que le bord tranchant de la dent irrégulière rencontrera sous un certain angle la surf:ce correspondante de l'une des dents de la mâchoire opposée, et empêchera, de la sorte, l'éruptiou complète de l'une ou l'autre des dents, ou bien, ouvrant temporairement l'articulation, favorisera un allongement anormal des dents postérieure:.

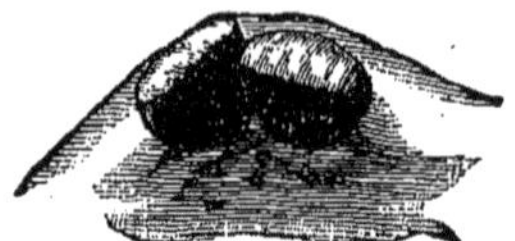

Fig. 56.

Ces deux formes d'irrégularité exigent une intervention immédiate, car la correction est facile quand on la fait de bonne heure. Si, au contraire, on abandonnait les choses à elles-mêmes, il surviendrait nécessairement des complications comme conséquence de la fermeture partielle de l'espace, due à la pression latérale qu'exercerait l'éruption des dents voisines.

La rotation de ces dents, aussi bien que celle d'autres organes, peut s'accomplir par l'une des diverses méthodes décrites au chapitre VI.

CHAPITRE II

ÉRUPTION RETARDÉE OU VICIEUSE DES CANINES PERMANENTES

Les troisièmes molaires exceptées, les canines sont d'ordinaire dans la série permanente les dernières à sortir, et elles apparaissent presque invariablement en dehors de l'arcade. Quand elles trouvent un espace suffisant pour se loger et qu'elles sortent au point voulu, on peut être assuré qu'elles finiront par prendre d'elles-mêmes leur situation normale. Mais quand elles recouvrent les incisives latérales, comme il arrive quelquefois, et que, par suite, ces incisives se trouvent refoulées en dedans, l'intervention de l'art est indispensable pour tenter de ramener les canines à leur position régulière. L'opération n'est généralement pas difficile quand la couronne de ces dernières offre assez de longueur pour permettre d'amener sur elles la pression nécessaire. En pareil cas, en cimentant une bande Magill à la canine et une autre à la seconde bicuspide ou à la première molaire, chacune de ces bandes portant à sa face bucale un crochet destiné à recevoir un anneau de caoutchouc, on aura le moyen d'attirer rapidement la canine en arrière, comme on le voit figure 78.

On voit parfois les canines, retardées dans leur éruption, manquer de prendre leur position dans l'arcade au temps où elles doivent compléter la rangée, et empêcher ainsi les incisives et les bicuspides d'empiéter sur l'espace destiné aux canines. En pareil cas, il est généralement utile de hâter leur sortie par l'application d'une force tractile de telle ou telle espèce. Quand la couronne a franchi à la moitié la gencive, on peut y fixer une bande Magill pourvue d'une broche, d'un crochet ou d'une autre saillie, permettant d'appliquer une certaine force sur l'organe.

L'auteur a eu plusieurs cas où l'élongation de la canine était indiquée, alors que l'on voyait seulement le tubercule de cette dent en dehors de la gencive, où il était impossible de songer à l'application d'une bande Magill, et force était de trouver un autre moyen de fixation. On résolut la difficulté en liant une ligature de soie par un demi-nœud autour du tubercule saillant, et la refoulant au moyen d'un petit fouloir plat sous la gencive et le bord alvéolaire jusqu'à ce qu'elle embrassât le collet de la dent, point où, serrant la ligature, on l'assujettit par un nœud de chirurgien. Cela fait, on passa sur l'un des bouts de la ligature un très petit anneau d'or, dont l'ouverture permettait juste le passage de soie floche, et on le lia de manière qu'il reposât sur la face labiale de la dent près de la gencive. Cet anneau devait rester dans cette position jusqu'à ce que la dent fût amenée en place. On construisit alors une délicate pièce vulcanisée s'adaptant à l'arcade et s'étendant dans l'espace compris entre l'incisive latérale et la première bicuspide. En ce dernier point, la plaque était épaissie au degré voulu pour se trouver presque de niveau avec les bords tranchants des dents adjacentes, et excavée sur sa partie la plus proéminente. On ajouta aussi à la plaque un éperon de vulcanite correspondant à l'endroit de la canine et de l'espace. Une fois la plaque en position, on relia l'éperon avec l'anneau d'or à l'aide d'une bande en caoutchouc fixée par une ligature, la bande passant dans l'encoche faite à la partie renflée de la pièce. Ce mode de procéder n'occasionna d'autre douleur que celle relative au refoulement de la ligature sous la gencive, tandis que la force de traction s'exerçait presque en ligne directe avec le grand axe de l'organe et d'une manière douce et continue.

Un autre moyen excellent d'assurer un point d'attache à une canine partiellement sortie, est celui imaginé par le professeur J.-F. Flagg. Il consiste à visser un anneau d'or taraudé dans la pointe du tubercule. Une fois la correction obtenue, on enlève la vis et on remplit le trou avec de l'or.

Si la malposition d'une canine en voie d'éruption doit se compliquer de plus ou moins de torsion, il vaut mieux attendre que la dent soit à peu près ou tout à fait en place pour corriger cette complication.

Quand une canine du haut sort en dedans de l'arcade, on peut ou la repousser en dehors à l'aide d'une plaque Coffin avec ressort, ou la tirer en dehors par l'une des diverses méthodes indiquées pour l'opération semblable sur les dents incisives.

La difficulté d'obtenir une prise solide sur une canine, en raison de sa forme ronde et conique, peut se résoudre en l'entourant d'une bande Magill, sur laquelle peut se fixer le genre d'attache que l'on veut.

CHAPITRE III

INCISIVES DÉVIÉES EN DEDANS OU EN DEHORS DE L'ARCADE, APRÈS
L'ACHÈVEMENT DE LA DENTITION

Les irrégularités de ce genre exigent à peu près le même traitement que celui indiqué pour les cas semblables pendant la dentition, mais les difficultés seront plus grandes, par suite de l'augmentation de densité de la structure alvéolaire et de la présence de
toutes les dents, ce qui permet de se procurer plus difficilement
l'espace nécessaire. A la mâchoire inférieure, l'irrégularité se limite
le plus souvent à une ou deux dents, déviées soit antérieurement,
soit postérieurement. Dans ce dernier cas, si l'extraction de l'une des
dents irrégulières n'est pas indiquée et qu'il n'existe pas d'espace
libre, il faut en créer par l'écartement des organes voisins. Cela fait,
on peut ramener les dents en ligne à l'aide d'une plaque de Coffin,
construite comme le montre la figure 57.

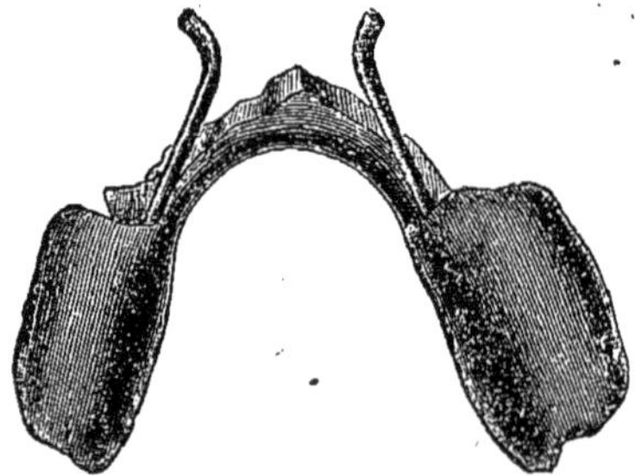

Fig. 57.

Si l'on désire moins entraver le fonctionnement de la langue et
de la parole, les fils, contournés en courbes légères et sans angles,
peuvent se fixer dans la plaque à l'extérieur. Leurs bouts libres

seront ensuite tirés en bas et assujettis aux dents rentrantes au moyen, soit d'une ligature de soie, soit d'un anneau de caoutchouc.

Quand il s'agit de repousser en dehors une seule incisive et de créer en même temps de l'espace pour la loger, un procédé excellent est celui qu'a imaginé le Dr A.-F. Mattoson (*Dental Cosmos*, vol. xxx, p. 68).

L'appareil se compose de deux parties séparées, un ruban étroit en or ou platine mince, et un ressort spiral en corde de piano. Le ruban se coupe en longueur suffisante pour embrasser la dent rentrante et s'étendre sur la face labiale des deux organes adjacents. Le ressort en corde de piano, n°s 14 ou 16, se recourbe selon la forme indiquée fig. 58.

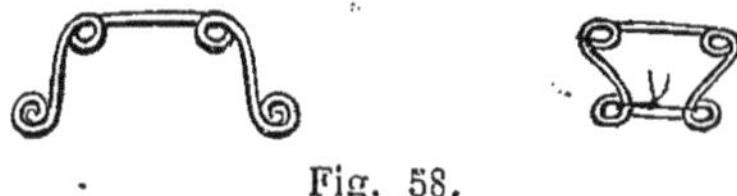

Fig. 58.

Le ressort une fois construit, on place le ruban en position, et le ressort dont les extrémités sont rapprochées par une ligature s'applique sur lui, et l'on marque avec un crayon ou avec un instrument aigu les points où les extrémités du ressort touchent le ruban. On retire alors celui-ci pour y forer un trou aux points marqués ; cela fait, on remet le ruban en place sur les dents, on introduit les extrémités du ressort dans les trous et l'on coupe la ligature qui bandait le ressort. La pression s'exerce immédiatement et continue sans interruption jusqu'à épuisement de la tension. L'appareil est montré en position dans la fig. 59.

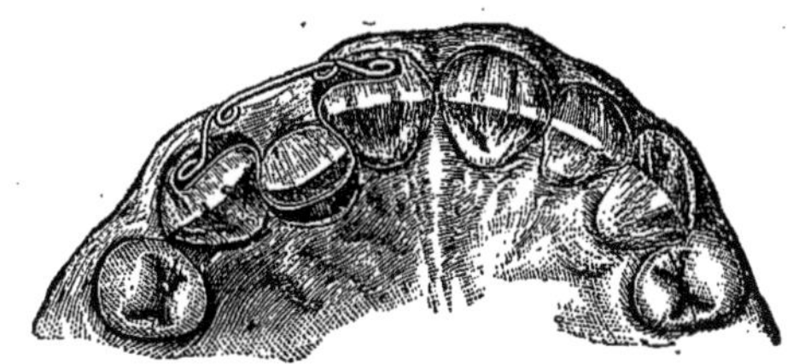

Fig. 59.

Si la tension du ressort n'est pas suffisante pour régulariser complètement la dent, on retire l'appareil pour percer de nouveaux trous plus près du centre du ruban et on le réapplique ensuite. Le cas d'irrégularité représenté ci-dessus fut rectifié en dix jours avec cet appareil.

Quand on est gêné pour l'application d'un ruban, le Dr Matteson le remplace par un bout de *gilling twine* dont il lie une extrémité à un œil du ressort au moyen d'un nœud coulant et dont l'autre, après avoir embrassé la dent à mouvoir, s'assujettit à l'autre œil du ressort. Celui-ci, une fois sa ligature coupée, fonctionne alors comme dans l'exemple précédent. « Pour régulariser plusieurs dents à la fois, on peut, dit le Dr Matteson, faire usage d'un ressort composé plus long. A-t-on affaire, par exemple, à des incisives inférieures entassées, on peut entrelacer le ruban ou la ligature sur les dents convenables de telle façon que, dans la détente du ressort, la force écarte certains organes pour faire de la place à d'autres qui seront ramenées à la position normale. »

Une autre manière d'utiliser le ruban de métal pour repousser en dehors une incisive déviée en dedans, tout en procurant à celle-ci l'espace qui lui manque par l'écartement des dents adjacentes, est celui du Dr Angle que nous avons indiqué dans la description de la méthode. Le ruban ayant une longueur suffisante pour embrasser la dent déviée et reposer légèrement sur les faces labiales des organes adjacents, on lui soude deux courts tubes, un de chaque côté. L'un est placé verticalement, l'autre horizontalement. Un bout de fil d'acier, recourbé à angle droit à l'une de ses extrémités, fileté et pourvu d'un écrou à l'autre extrémité, s'insinue dans les tubes, l'extrémité recourbée glissant dans le tube vertical, l'autre passant dans le tube horizontal contre lequel vient buter l'écrou. En dévissant celui-ci, on écarte les extrémités du ruban et l'on produit les mouvements désirés. La fig. 60 représente l'appareil en position, et la fig. 61 montre les deux parties dont il se compose; ici, la pression nécessaire résulte du pouvoir direct de la vis.

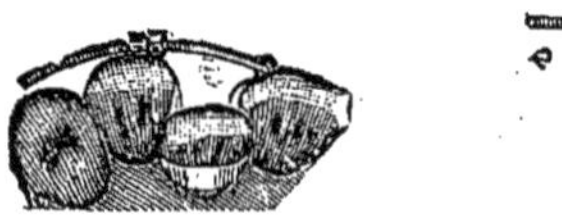

Fig. 60 et 61.

C'est sans doute au Dr J.-M. Farrar que revient le mérite d'avoir inventé le premier engin, capable tout à la fois de rectifier une dent déviée en dehors et de créer l'espace nécessaire à la régularisation par l'écartement des organes voisins ; on trouvera la description de son appareil dans le *Dental Cosmos*, vol. XXVI, p. 672.

Une dent incisive, déviée en dedans par le recouvrement de ses voisines, résiste souvent au point que tous les moyens ordinaires ne sauraient la faire mouvoir à moins de commencer par lui procurer l'espace voulu par pression latérale. Cela étant quelquefois difficile, on peut alors utiliser le cric pour surmonter la difficulté, comme on le voit fig. 62.

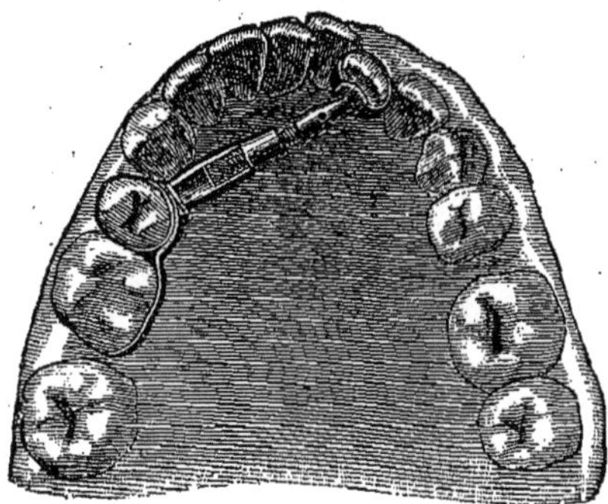

Fig. 62.

Le sujet de ce cas avait au moins 25 ans et son incisive latérale se trouvait fortement enclavée entre ses voisines. On embrassa la dent par une bande de platine, à la surface linguale de laquelle était soudée une forte languette de même métal, de façon que celle-ci se trouvât au contact de la dent une fois la bande en position. Cette languette était perforée près de son extrémité libre d'un trou presque assez profond pour traverser le métal. Du côté opposé de la bouche, on adapta autour de la seconde bicuspide une bande analogue, à laquelle fut soudée une lame de platine assez longue pour recouvrir la face linguale de la molaire adjacente. On augmenta ainsi la résistance à opposer à la force destinée à agir sur l'incisive latérale. En outre, la bande embrassant la bicuspide fut renforcée par une pièce de platine soudée en un point diamétralement opposé à celui de l'incisive déviée. Une entaille horizontale avait d'ailleurs été faite dans la première, en lui donnant la profondeur et la longueur voulue pour recevoir l'extrémité en queue de poisson d'un cric en acier nickelé ordinaire. Les deux bandes ayant été fixées avec du ciment, on plaça entre elles le cric, dont la pointe reposait dans le trou de la bande de l'incisive et l'extrémité aplatie dans l'entaille de la bande entourant la bicuspide. Chaque jour, le sujet tournait la vis pour en augmenter la tension, et en deux semaines la dent était ramenée en ligne.

On la maintint en place par une ligature de fil de platine jusqu'à sa consolidation parfaite.

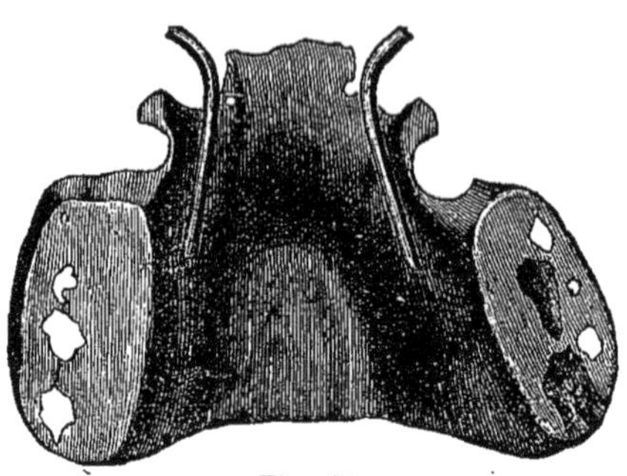

Fig. 63.

A la mâchoire supérieure, une incisive déviée en dedans de l'arcade peut se rectifier au moyen de quelques-uns des procédés que nous venons de décrire pour la mâchoire inférieure, tels que le ressort de Matteson ou le cric, ou à l'aide de ceux indiqués pour repousser des dents du haut pendant l'éruption, tels que le plan incliné, la bande et la barre, etc.

Toutefois, il y a des méthodes pour traiter les cas de ce genre, chez les adultes, qui sont préférables à ceux déjà décrits.

Nous citerons, par exemple, la plaque de Coffin représentée fig. 63 et dont la description a été donnée plus haut. Les avantages d'une plaque de ce genre sont sa grande force et son peu de visibilité.

La seule difficulté dans l'usage de ce genre de plaque, qu'ait rencontrée l'auteur, appartenait à des cas où les dents à rectifier, tout en étant en dedans de l'arcade, avaient une position verticale ou légèrement inclinée. Dans ces cas, les bouts libres des fils, après avoir été mis en position convenable sur les dents, redescendent souvent vers le bord tranchant parce que la force du ressort agit sur une surface inclinée. Quand ce genre d'inconvénient est considérable, on peut y remédier en cimentant une étroite bande de platine vers le milieu de la couronne de l'organe à déplacer et plaçant au-dessus d'elle l'extrémité du fil faisant ressort.

Pour repousser en dehors l'une des incisives supérieures ou la totalité de ces dents, on peut encore recourir à une plaque construite d'après le modèle représenté fig. 64.

Elle est en vulcanite et donne attache à un fil d'or demi-rond, le côté plat tourné vers les dents. D'un côté, le fil sort de la plaque en un point où se trouve de l'espace pour son passage et suit le contour des dents mais, en en restant éloigné de trois ou quatre millim., pour rentrer dans la plaque en un point opposé convenablement choisi. Une fois l'appareil en position, la pression s'exerce sur les dents à mouvoir au moyen de bandes de caoutchouc allant du fil d'or aux dents en question.

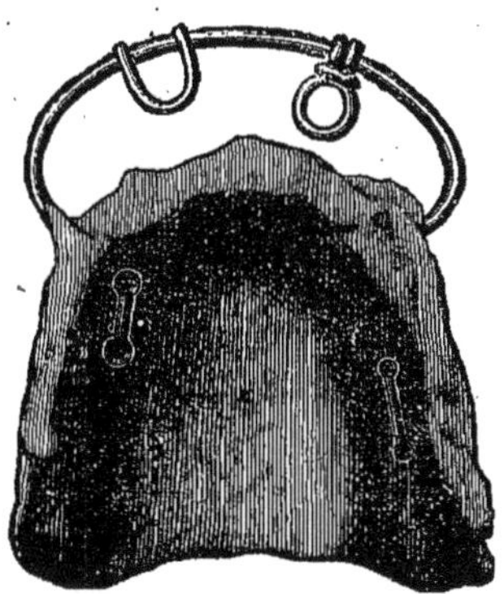

Fig. 64.

La figure montre le mode d'application de ces bandes. La simple sert pour les cas qui exigent moins de traction, la double pour ceux où il faut amener la dent tout à fait au contact du fil. Pour empêcher, autant que possible, les bandes de s'échapper en dépassant le bord tranchant des dents, il faut disposer le fil par rapport à la plaque de telle sorte qu'une fois en place il se trouve en ligne avec les collets dentaires, permettant ainsi aux bandes de tirer en haut aussi bien qu'en dehors. Si, malgré tout, les bandes montraient de la tendance à glisser, on pourrait les maintenir en position à l'aide de ligatures liées autour des collets et fixées au caoutchouc sur le côté palatin.

La plaque elle-même s'assujettit au moyen de ligatures passant dans des trous bien situés et allant embrasser une dent postérieure de chaque côté. Quand les dents se sont avancées assez loin pour toucher le fil, si ce mouvement ne suffit pas on peut allonger la

barre en la frappant à coups de marteau sur l'extrémité d'une'
enclume, ou bien on peut la remplacer par une plus longue.

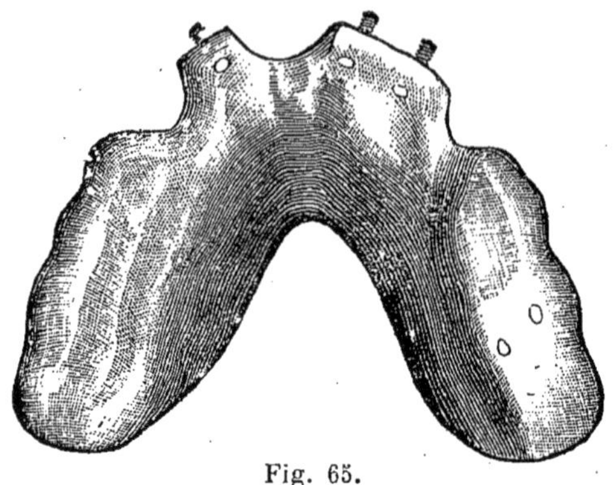

Fig. 65.

Cet appareil convient également pour tirer en avant soit une,
deux ou toutes les dents incisives à la fois. Le professeur R.-B.
Winder, conseille de souder au fil de petits taquets d'or en face de
chaque dent à mouvoir et parfois dans des points intermédiaires. On
peut ainsi attacher et enlever les bandes avec plus de facilité et
diriger la force obliquement aussi bien qu'en avant.

Voici encore un autre moyen, à la fois simple et efficace, pour
ramener en ligne une incisive déviée en dedans ; c'est une combinaison de vis métalliques et d'une plaque de vulcanite, fig. 65.

On construit une mince plaque en vulcanite s'adaptant à la voûte
palatine et recouvrant les bicuspides et les molaires ; au niveau de
la dent ou des dents à mouvoir, on laisse la plaque descendre jusqu'à leurs bords tranchants. Juste en face du centre de chacune de
ces dents, on fore la plaque pour l'introduction d'une vis qui doit
la traverser et se projeter un peu au delà. La plaque une fois mise
en place, en la forçant, les extrémités légèrement saillantes des vis
appuyant contre les dents les pousseront en avant. En tournant
chaque jour les vis d'un demi-tour, on finira par obtenir la régularisation.

L'inventeur de ce procédé est inconnu, mais c'est au professeur
Thos. Fillebrown que l'auteur en a entendu parler pour la première fois.

Quand une seule incisive de là mâchoire du haut ou du bas est
déviée soit en dedans, soit en dehors de l'arcade, et qu'il existe de

l'espace pour la loger sans qu'aucun obstacle l'empêche de revenir à la position normale, on parvient parfois à la régulariser par le plus simple de tous les moyens et en se dispensant de tout appareil quelconque.

Il suffit d'apprendre au sujet à exercer sur l'organe une pression avec l'un de ses doigts, dans la direction convenable. La pression ainsi exercée doit être assez grande et continuée un temps suffisant pour que la dent fasse éprouver du malaise, et il faut la répéter au moins une demi-douzaine de fois par jour. Ce procédé est lent et quelque peu incertain, parce que le résultat dépend entièrement du zèle et de la persévérance du sujet, mais, en dépit de ces limites, l'efficacité en a été constatée dans un très grand nombre de cas, comme peuvent l'attester beaucoup de praticiens. L'auteur l'a adopté souvent pour des indigents, et le plus souvent avec des résultats satisfaisants.

Quand une dent incisive de la mâchoire inférieure est déviée en dehors de l'arcade, l'anomalie résulte ordinairement soit de la pression exercée par l'antagoniste du haut qui s'articulait en arrière de cette dent, soit de l'entassement insolite des dents voisines. Dans le premier cas, il suffit de corriger l'occlusion de la dent supérieure pour ramener l'inférieure en place, tandis que dans le second cas, il est nécessaire de voir s'il ne convient pas d'arracher l'une des dents entassées pour faire de la place. Ce parti est-il le meilleur à adopter, le cas se simplifie considérablement, et l'anomalie se corrigera à l'aide de l'un des moyens que nous allons décrire pour ramener en dedans les incisives supérieures.

Mais, si l'on ne juge pas à propos de faire cette extraction, il faut se procurer de l'espace soit en dilatant l'arcade, soit en enlevant une ou plusieurs des dents postérieures aux canines.

Quand il s'agit de la dilatation de l'arcade, il faut songer que l'expansion de l'une peut entraîner celle de l'autre pour conserver l'occlusion normale. Si cette opération sur les deux mâchoires est avantageuse, il ne faut guère hésiter à l'entreprendre, bien qu'elle augmente nécessairement le travail et la difficulté de la régularisation. Mais, quand l'occlusion et l'expression faciale sont satisfaisantes, il est bien mieux de ne pas troubler la relation générale des dents et d'extraire une ou plusieurs des bicuspides ou des molaires. Une fois ces extractions faites, il est facile d'écarter les dents antérieures ou de les faire reculer pour amener en place la dent irrégulière. Une manière simple et excellente de repousser en arrière une ou plusieurs incisives, surtout à la mâchoire inférieure, est celle imaginée par le Dr Kingsley et que représente la figure 66.

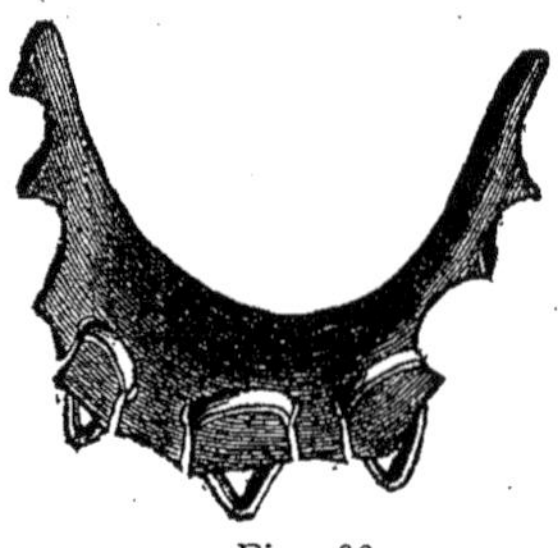

Fig. 66

L'appareil consiste en une simple plaque de vulcanite s'adaptant aux six dents antérieures et à la gencive adjacente. Immédiatement en arrière de chacune des dents à mouvoir, la plaque est entaillée pour offrir de l'espace aux dents et porte des rainures destinées aux anneaux de caoutchouc qui doivent agir sur les organes déviés. En réglant le diamètre et la largeur des anneaux suivant la force désirée, on peut exercer le degré de tension que l'on veut sur les dents en question. Toute incisive inférieure, une fois ramenée en ligne, se trouve d'ordinaire maintenue en place par l'occlusion des dents supérieures ; mais s'il en était autrement on pourrait la maintenir à l'aide de fil de platine contournant toutes les incisives, ou au moyen d'un ruban d'or mince s'adaptant aux faces linguales des incisives et à laquelle serait soudée une bande de platine entourant chaque dent. La pièce se fixe avec du phosphate de zinc.

Pour ramener en ligne l'une quelconque des incisives supérieures déviée en dehors, on dispose de moyens variés. Nous avons vu qu'en pareil cas à la mâchoire inférieure on peut souvent recourir avec avantage à l'extraction, mais on ne peut pas songer à cette opération, sauf dans des cas rares, quand il s'agit de la mâchoire du haut. Les incisives supérieures sont plus apparentes, et les centrales diffèrent de volume avec les centrales de telle sorte que l'absence de l'une ou l'autre de ces dents serait très visible. Il se présente pourtant certains cas rares, comme celui décrit au chapitre III (première partie), où une semblable extraction est autorisée, mais on ne doit s'y résoudre qu'après mûre réflexion pour ne pas produire une difformité plus grande que celle qui existe. Quand on a besoin d'espace dans l'arcade pour rectifier la dent ou les dents déviées et que l'expansion de la mâchoire n'est pas indiquée, on peut s'en procurer en enlevant une des dents postérieures aux canines ou simplement en refoulant les dents antérieures adjacentes si le défaut d'espace est léger. La pression nécessaire à ce refoulement peut s'obtenir, d'une manière simple, à l'aide de bois comprimé, comme nous l'avons décrit au chapitre II (deuxième partie).

On peut encore recourir à une plaque de vulcanite portant des fils d'or ou d'acier disposés de façon que leurs extrémités libres, une fois réunies et engagés dans l'espace à élargir, écarteront l'une de l'autre les dents adjacentes.

Un autre procédé, n'exigeant pas l'usage d'une plaque et que l'auteur a trouvé très efficace, consiste à fixer aux dents à mouvoir des bandes de platine portant un ressort en corde de piano, comme le montre la figure 69.

Le Dr Farrar recommande pour le même but un jack-screw délicat à extrémités en béquille destinées à s'adapter aux dents que l'on veut séparer.

Une fois l'espace nécessaire obtenu, on ramène la dent en place à l'aide d'une plaque de Coffin portant sur sa partie buccale un fil métallique, s'étendant en avant suivant une ligne courbe et reposant près de son extrémité libre sur l'organe dévié en dehors. Pour entretenir la pression sur cette dent, il suffira de recourber le fil en dedans, de temps en temps.

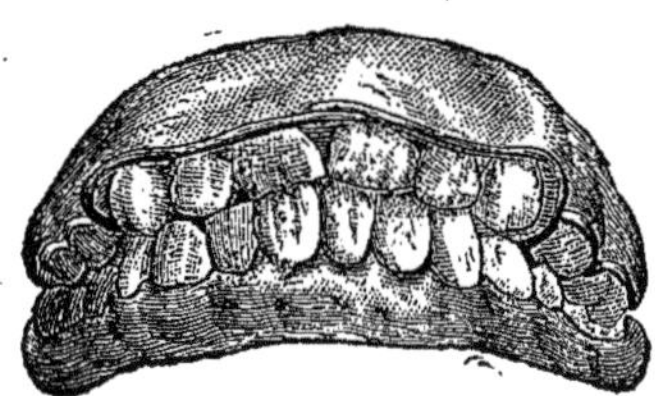

Fig. 67

Pour augmenter la force en pareil cas, le Dr V.-H. Jackson (*Dental Cosmos*, vol. XXX, p. 510) a modifié l'appareil ci-dessus en insérant dans la plaque deux fils, un de chaque côté, et faisant porter leurs extrémités libres sur la dent à rectifier, comme le montre la figure 67.

Le Dr B.-S. Byrnest (*Dental Cosmos*, vol. XXVIII, p. 278) propose deux méthodes à la fois simples et ingénieuses, pour ramener en ligne une incisive déviée en dehors. L'une, comme le représente la figure 68, consiste en deux bandes d'or ou de platine s'adaptant à

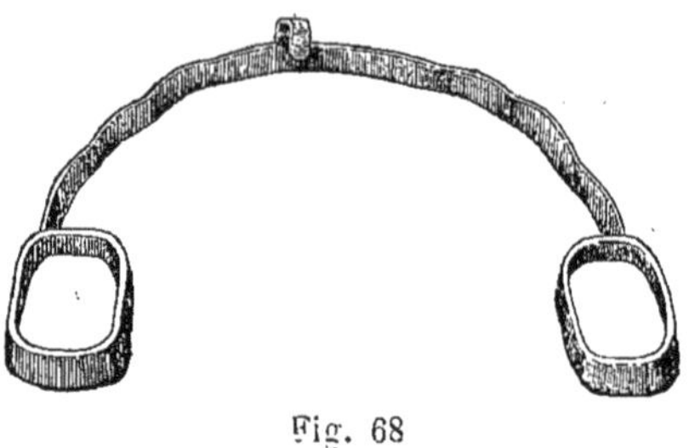

Fig. 68

des dents postérieures bien choisies et destinées à servir de points d'appui ; et en un ruban d'or réunissant ces anneaux et *presque* assez long pour contourner toute la surface labiale des dents intermédiaires. En un point de ce ruban, est soudé un crochet d'or des-

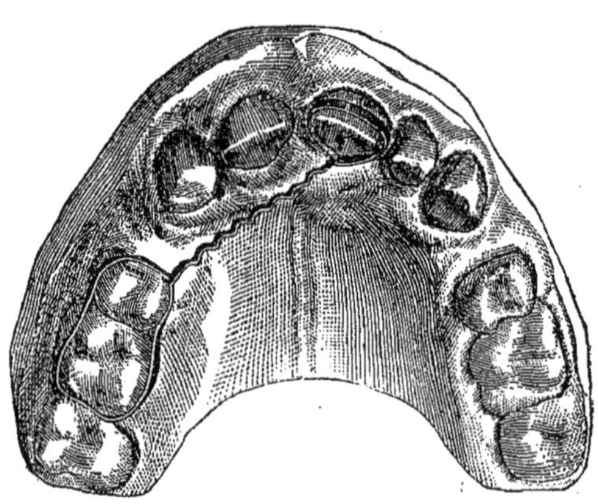

Fig. 69

tiné à saisir le bord tranchant de l'une des dents antérieures pour empêcher le ruban de remonter sur la gencive. En engageant les anneaux sur les dents auxquelles ils sont destinés, on fait porter immédiatement la pression sur l'organe à mouvoir. Quand l'élasticité du métal est épuisée, on enlève l'appareil pour diminuer légè-

15

rement la longueur du ruban et on le remet en place. Cette manœuvre doit se répéter aussi souvent qu'il le faut pour amener la dent en position. On peut encore augmenter la pression en mettant des fragments de caoutchouc élastique entre le ruban et la dent irrégulière.

La seconde méthode consiste à adapter une bande autour de la dent déviée et une autre autour d'une dent postérieure servant de point d'appui. Ces bandes sont reliées entre elles par un ruban d'or mince et plissé. L'appareil une fois prêt, on glisse les bandes sur leurs dents respectives et la traction s'exerce par l'élasticité du métal plissé. Le nombre des plicatures règlera la force désirée, qui peut s'augmenter à volonté en rapprochant les plis. La figure 69 montre l'appareil en place.

Le procédé habituel de l'auteur, dans les cas de ce genre, consiste à souder des broches ou des crochets en des points convenables sur les deux bandes, qui se fixent à l'aide de ciment. La force de traction s'exerce par un anneau de caoutchouc s'étendant d'une dent à une autre et retenu par les crochets, comme le montre la figure 70.

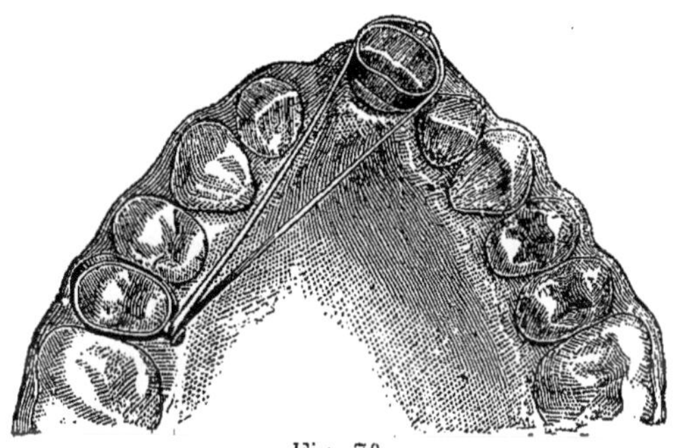

Fig. 70

En coupant les anneaux sur des tubes de caoutchouc français de diamètres différents, on peut obtenir le degré de tension que l'on désire.

Le D\u2072 Kingsley (*Oral Deformities*, p. 87) a conseillé, pour arriver au même résultat, une méthode consistant dans la combinaison de fils d'or avec une plaque de vulcanite, comme on le voit figure 71.

Une extrémité du long fil est noyée dans le caoutchouc tandis que l'autre est repliée en crochet. Le fil court, fixé de la même manière et semblablement conformé, passe entre certaines dents postérieures du côté opposé et s'étend en avant pour se rencontrer presque avec le premier. En unissant ces deux fils par un anneau de caoutchouc, on détermine une pression sur la dent proéminente qui rentre peu à peu en ligne.

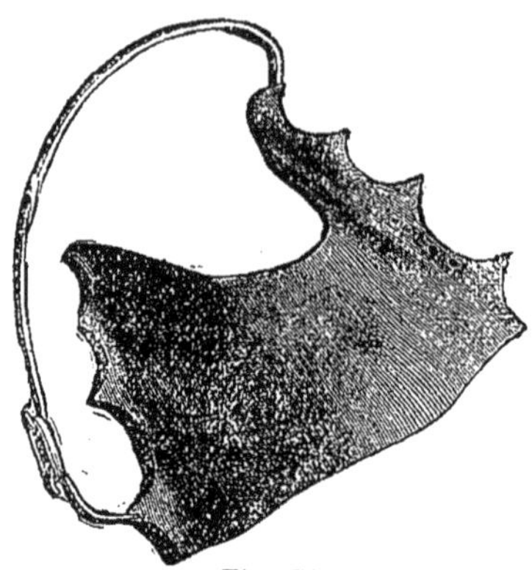

Fig. 71

La figure 71 montre un procédé du Dr Kingsley pour régulariser une ou plusieurs des dents antérieures. L'appareil se compose d'une plaque de vulcanite portant un ressort en arc.

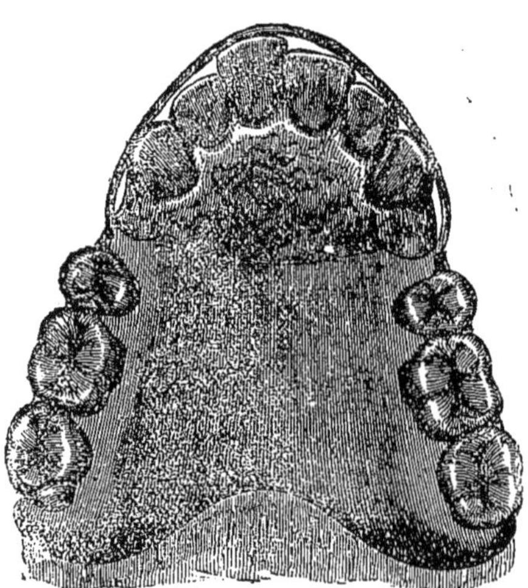

Fig. 72

Voici ce qu'en dit l'auteur (*Oral Deformities*, p. 109) : « La plaque, adaptée exactement, portait en avant un fil d'or élastique qui se recourbait de manière à appuyer sur les incisives. A mesure que la réduction s'accomplissait, on repliait le fil sur les côtés, dans l'espace laissé par les dents enlevées, pour le raccourcir. »

On peut encore régulariser une ou plusieurs incisives déviées en dehors au moyen d'un appareil fixe utilisant le principe de la vis, comme dans les méthodes des docteurs Patrick et Farrar.

Quand on se sert pour les cas de ce genre de l'appareil Patrick, on commence par mettre en place et bien assujettir les bandes de fixation et le ressort en arc ; puis on applique le coulant H sur la dent déviée et le crochet I sur le bord tranchant d'une dent voisine ; la tension se produit en tournant les vis D (voir la fig. 20).

Les dents incisives supérieures, une fois ramenées en ligne, peuvent se maintenir très simplement au moyen de la bande de platine et de la barre d'or, comme l'indiquent les figures 13 et 14.

Cet appareil est invisible, occupe peu de place et maintient la dent ou les dents d'une manière immuable.

Quand on a laissé à l'organe rectifié le temps voulu pour se consolider (temps qui n'est jamais moindre de six mois), il faut enlever l'appareil de rétention avec le soin que nous avons indiqué dans la description de la bande Magill. Pendant les quelques mois qui suivent, on doit revoir le sujet une fois par semaine pour s'assurer si la dent conserve sa position.

A-t-elle quelque tendance à se dévier de nouveau, on replacera l'appareil de rétention pour une nouvelle période de trois mois au moins.

En surveillant ainsi avec attention un cas après une rectification supposée complète, on évite souvent la perte d'une partie du gain obtenu.

CHAPITRE IV

CANINES DÉVIÉES EN DEHORS OU EN DEDANS DE L'ARCADE

Parmi les diverses formes d'irrégularité qui se présentent au chirurgien-dentiste, il n'en est peut-être pas de plus commune que celle qui consiste dans la déviation des canines en dehors de l'arcade. La cause la plus fréquente de cette anomalie est l'extraction prématurée des canines temporaires, bien qu'elle résulte souvent du retard dans l'éruption des organes de remplacement, et du manque d'espace qu'offre une arcade trop petite pour loger toutes les dents.

Les canines (supérieures) étant celles dont l'apparition est des plus tardives, trouvent souvent leur place prise par les dents sorties avant elles. Fréquemment, mais non toujours, la position vicieuse des canines s'associe à une irrégularité analogue de certaines dents voisines, ordinairement les incisives centrales et latérales.

La malposition de ces organes voisins est, le plus souvent, produite par la pression qu'exercent les canines dans leur effort pour se placer ; car, avant l'apparition de ces dernières, si l'occlusion est normale, les incisives n'ont pas de raison pour se dévier beaucoup de leurs situations normales. Un fait qu'il ne faut pas oublier, c'est que toutes les dents en voie d'éruption sont sollicitées par une force cachée considérable à prendre leurs positions naturelles dans la ligne de l'arcade, et cette tendance ne se manifeste dans aucune dent plus nettement et plus puissamment que chez les canines.

Les conditions étant favorables, chaque dent prendra naturellement sa place et si elle rencontre des obstacles, elle s'efforcera de les surmonter ; mais les canines exerceront, au besoin, un effort de beaucoup plus grand que celui de n'importe quelle autre dent pour occuper leurs positions normales dans l'arcade. C'est ainsi que les incisives sont souvent déplacées et que les bicuspides se trouvent repoussées en dedans ou en dehors. Cette force étonnante exercée par les canines se manifeste nettement dans un cas que l'auteur a eu l'occasion de traiter il y a quelques années :

Le sujet était une jeune fille d'une quinzaine d'années, chez qui une canine supérieure était sortie en dehors de l'arcade et refoulait la lèvre en avant. Toutes les autres dents étaient régulières, cependant les bicuspides et les molaires du côté affecté avaient un peu progressé en avant, de telle sorte qu'il restait fort peu d'espace pour loger la canine en question. La première molaire du même côté étant fortement cariée, on se décida à l'enlever pour se procurer de l'espace. Cela fait, on fixa à la seconde molaire et à la seconde bicuspide un appareil destiné à faire reculer la dernière dent. Le sujet s'en alla avec cet appareil en place et ne revint qu'au bout de dix-huit mois ; on observa alors que les deux bicuspides s'étaient reculées et que la canine occupait sa position normale dans l'arcade. On apprit en même temps que l'appareil ayant provoqué quelque douleur avait été retiré par la malade deux jours après son application. Ainsi donc, la correction de l'irrégularité avait été accomplie entièrement par les efforts de la canine pour reprendre sa place, efforts qui avaient refoulé les bicuspides en arrière.

Pour obtenir l'espace nécessaire au logement des canines quand elles sont situées en dehors de l'arcade, on a d'ordinaire à choisir entre l'élargissement de l'arcade et l'extraction d'une ou de deux dents postérieures aux canines. Si l'arcade supérieure est contractée et peut se dilater avec avantage, cette opération pourra se faire par l'un des procédés décrits au chapitre VII de cette troisième partie ; mais si l'opération n'est pas indiquée, il faudra se décider à enlever une bicuspide ou une molaire.

La considération attentive des règles qui gouvernent l'extraction et que nous avons données précédemment, aidera beaucoup l'opérateur à fixer son choix sur la dent à extraire.

Il arrive fréquemment que l'espace laissé à la canine, pour se loger dans l'arcade, est presque suffisant sans l'être tout à fait. En pareil cas, on parvient généralement à gagner ce qui manque en écartant les dents adjacentes, à l'aide de l'appareil représenté fig. 109.

Une fois l'espace nécessaire obtenu, la canine peut être régularisée par l'une des diverses méthodes qui conviennent également aux deux mâchoires. Les canines déviées en dehors sont d'ordinaire situées aussi un peu en avant de leurs positions normales, de sorte que, pour les ramener en place, il faut diriger la force en arrière aussi bien qu'en dedans. Le Dr Kingsley (dans l'ouvrage cité) donne un bon appareil pour amener en ligne les canines inférieures. Cet appareil est représenté fig. 73.

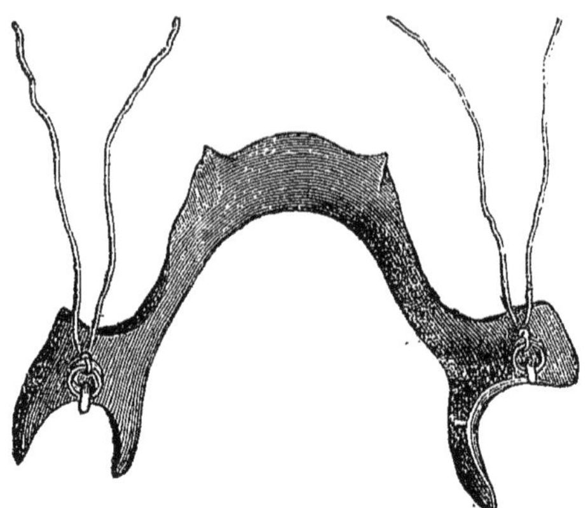

Fig. 73.

Il consiste en une plaque étroite de vulcanite, s'adaptant à la face linguale des dents et à la portion adjacente du bord alvéolaire. La partie postérieure de la plaque porte des crochets d'or, destinés à recevoir des anneaux de caoutchouc que l'on tire en avant pour les lier aux canines.

Un autre procédé simple d'exécuter le même mouvement se trouve dans une plaque de Coffin, munie de fils métalliques qui, partant de la portion buccale, s'étendent en avant jusqu'à ce que leurs extrémités libres reposent sur les dents à mouvoir. D'ordinaire, la pression que-doivent exercer ces fils n'agirait qu'en dedans ; mais il suffit, pour ajouter une pression en arrière, de recourber leurs extrémités en forme de crochets partiels s'engageant sur la surface mésiale des dents.

On peut quelquefois ramener une canine en ligne par un moyen aussi simple que celui représenté fig. 74.

Dans ce cas, on cimenta sur la canine déviée une bande de platine portant une broche sur la face labiale ; sur la première bicuspide du côté opposé on adapta une bande semblable ayant un petit crochet d'or sur sa face palatine, et sur sa face buccale une barre d'or platinisé assez longue pour s'étendre et appuyer sur la canine

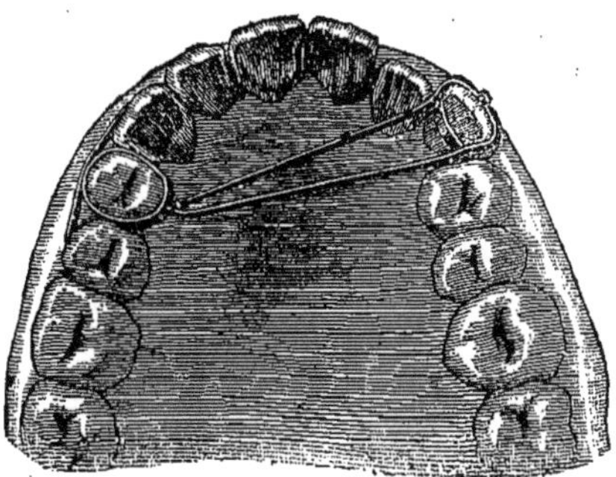

Fig. 74.

adjacente et sur la deuxième bicuspide. La résistance portait ainsi sur trois dents, tandis que la puissance s'exerçait sur une seule. On recouvrit la voûte palatine d'une légère plaque de vulcanite de manière à la protéger contre l'irritation de l'anneau de caoutchouc, qui était tendu d'une bande à l'autre. La régularisation s'obtint assez lentement, c'est-à-dire en quatre ou cinq semaines, mais le but fut complètement atteint.

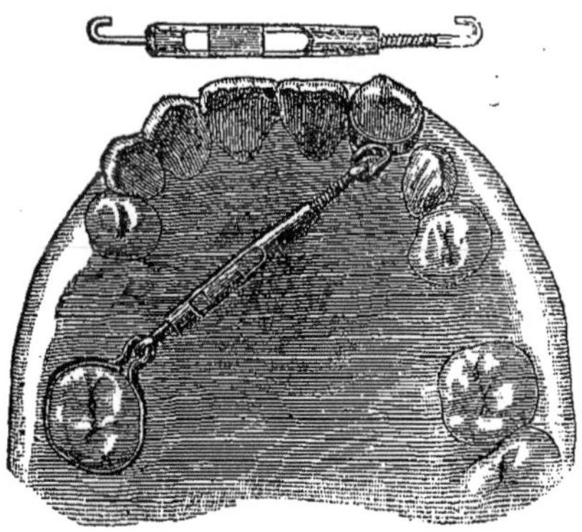

Fig. 75.

Dans la plupart des cas, cependant, une plus grande force que celle exercée par un anneau de caoutchouc est nécessaire pour ramener en place une canine, surtout quand cette dent est volumineuse et solidement implantée. En pareil cas, la force exercée par une vis de certaine forme donnera probablement les meilleurs résultats.

La fig. 75 montre un exemple de ce genre ; la canine était solidement implantée; en outre, le sujet demeurait si loin du dentiste qu'il lui était impossible de le voir plus souvent que toutes les deux ou trois semaines. Il fut donc nécessaire d'imaginer un appareil incapable de s'enlever ou de se déplacer et dont le sujet pourrait régler lui-même la puissance. Il se composait, comme on le voit sur la figure, de deux bandes de platine s'adaptant, l'une à la canine déviée, l'autre à la molaire du côté opposé et cimentées à ces dents. Sur la face palatine de chacune de ces bandes fut soudé un anneau d'or servant de point d'attache au système de vis et d'écrou qui agissait entre elles.

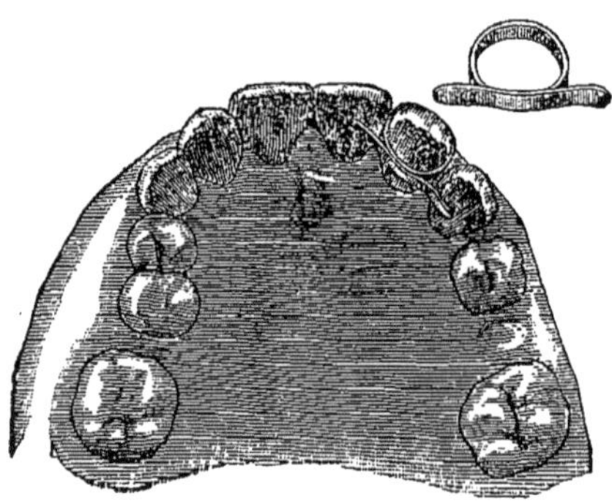

Fig. 76.

La vis se terminait par un crochet s'engageant dans l'anneau de la bande cuspidienne, et par l'autre bout se vissait dans la partie filetée de l'écrou ; l'autre extrémité de celui-ci laissait passer une tige d'or lisse munie d'un côté d'une tête qui lui permettait d'agir comme tourniquet, et de l'autre côté d'un crochet pour se fixer à l'anneau de la bande entourant la molaire. En tournant l'écrou avec une clef, on attirait la vis en dedans et avec elle la dent canine. L'emploi d'une seule molaire comme application de la résistance ne s'accorde guère avec nos principes, mais ici il n'y avait pas d'alternative. Pendant que la canine revenait en place, la molaire se mouvait quelque peu en dedans et en avant, mais elle ne tarda pas à reprendre sa situation première quand elle eut cessé de rem-

16

plir son office. La dent rectifiée fut maintenue en position par le petit appareil que l'on voit en place et séparé, fig. 76.

Dans le cas précédent, la canine avait été retenue en position de la même manière. Six mois suffirent pour la consolidation de chacune de ces dents.

Très souvent, l'on voit une canine si déviée en avant que le principal mouvement exigé pour la ramener en ligne doit se diriger en arrière. Pour effectuer ce mouvement, le Dr Farrar emploie son système, comme le représente la fig. 77.

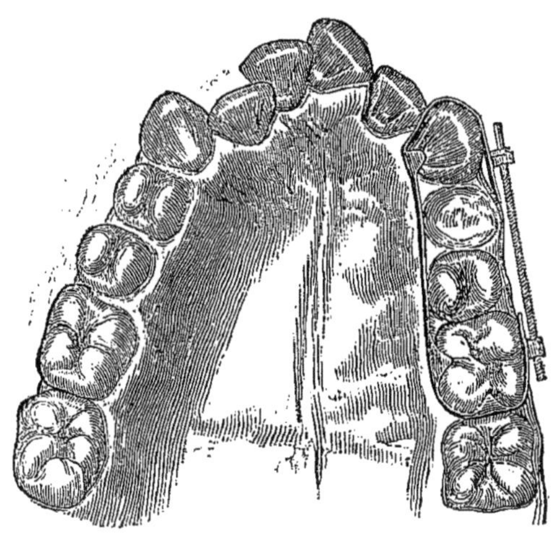

| Fig. 77.

L'appareil se compose d'un étroit ruban d'or, assez long pour embrasser la canine et quelques autres dents postérieures. Les extrémités de ce collier se rencontrent presque sur le côté buccal des dents et portent, l'antérieure un anneau simple, la postérieure un anneau fileté ; une vis d'or, engagée dans les deux parties, rapprochent quand on la tourne les deux extrémités du ruban et exercent une traction correspondante sur la dent mal placée. En des points convenablement choisis, le ruban porte de petites languettes destinées à reposer sur la face triturante des dents pour empêcher la bande de glisser et d'irriter la gencive.

L'appareil du Dr Patrick, représenté fig. 22, convient très bien aussi pour ramener en arrière une dent canine ou autre.

Le professeur Angle obtient le même résultat au moyen de

bandes, de tubes, d'une vis de traction et d'un écrou, comme on le voit fig. 32.

L'appareil de l'auteur pour effectuer ce mouvément en arrière est

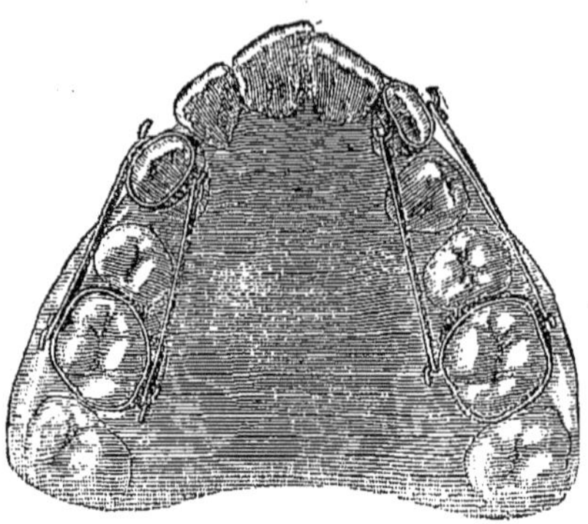

Fig. 78.

indiqué fig. 78. Il n'exige ni plaque, ni vis, ni écrous et sa construction est des plus simples. On cimente sur la dent à rectifier une bande de platine pourvue de petits crochets d'or sur les faces linguale et buccale, et on en fixe une semblable sur une molaire ou autre dent où portera la résistance. Les crochets de la bande antérieure s'ouvrent en avant, et ceux de la bande postérieure s'ouvrent en arrière. Deux anneaux de caoutchouc, fixés à ces crochets relient les deux bandes et donnent la force de traction nécessaire. On peut les enlever et les replacer pour nettoyer les dents, ou les renouveler au gré du sujet. Sur chaque paire de crochets, on peut mettre deux anneaux quand on a besoin d'une plus grande force ; ou bien l'on peut employer des anneaux plus résistants.

Le procédé du professeur E.-T. Darby pour produire le même mouvement consiste dans l'emploi d'une plaque de vulcanite, d'un cercle d'or entourant la canine, et d'une vis d'or réunissant les deux parties et exerçant la tension requise. La fig. 79 a été faite d'après un de ses modèles et montre l'appareil en position.

Le cas était celui d'une jeune fille de quatorze ans qui avait ses dents antérieures irrégulières. Comme on le voit sur la figure, les deux latérales et la centrale droite étaient déviées en dedans, tandis que la centrale gauche l'était en dehors. On avait besoin d'espace pour la correction et, pour l'obtenir, il fallait repousser en arrière la

:anine gauche, ce que permettait l'absence de la première bicuspide.

Pour faire reculer la canine et aider à accomplir d'autres mouvements, on construisit une plaque de vulcanite recouvrant la voûte palatine et coiffant les dents molaires ; cette plaque portait sur sa face buccale un écrou pour la vis de traction, qui passait d'autre part dans un anneau soudé à une sorte de casque en or qui recouvrait toute la couronne de la canine, à laquelle il était cimenté avec du phosphate de zinc. Deux fois par jour on tournait la vis, et l'on continua ainsi jusqu'à ce que la canine arrivât presque au contact de la seconde biscupide.

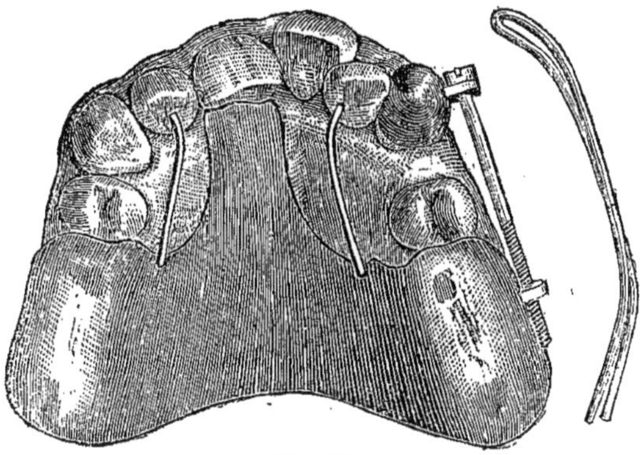

Fig. 79.

En même temps que s'exécutait ce mouvement, on s'occupait de régulariser les autres dents. Au moment où la plaque était mise en place, elle portait à sa face palatine un ressort en corde de piano destiné à repousser en avant la centrale droite. Ce résultat une fois obtenu, on ajouta à la plaque du caoutchouc pour maintenir l'incisive dans sa nouvelle position ; puis l'on fixa deux autres ressorts semblables pour écarter et faire avancer les deux latérales, comme le montre la figure. Ces dents arrivèrent en ligne à l'époque où la canine se trouva suffisamment repoussée en arrière.

On enleva alors le casque et la vis, et l'on prit un bout de corde de piano qui, après avoir été doublé et recourbé selon la forme voulue, fut passé dans l'écrou que portait la plaque, pour aller appuyer par son extrémité repliée sur la centrale déviée en dehors et la ramener en ligne.

La figure 80 montre le cas rectifié. Le travail de correction dans son ensemble ne demanda que cinq mois et s'exécuta avec une seule plaque et ses divers accessoires. Pour maintenir les dents en place, on fit porter une pièce de caoutchouc recouvrant l'arcade et munie d'un T en or qui s'insinuait entre les incisives centrales.

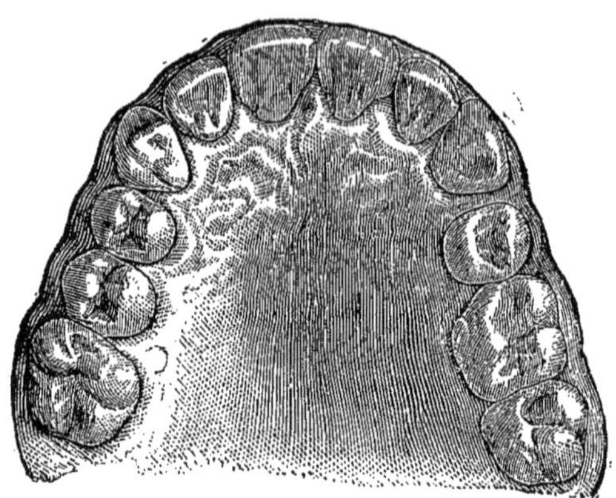

Fig. 80.

Quand une canine fait son éruption en dedans de l'arcade les difficultés de sa régularité sont bien plus grandes que quand elle sort en dehors. Cela tient en partie à ce que l'espace compris entre elle et le côté opposé de l'arcade est quelquefois trop restreint pour permettre l'emploi de quelques-uns de nos meilleurs appareils, et en partie à la quantité du bord alvéolaire qui devra se résorber avant que la dent puisse reprendre sa position normale.

La force à appliquer à une canine déviée en dedans pour la régulariser doit nécessairement être considérable pour avoir quelque chance de succès. Une solide plaque de Coffin portant un très fort fil de piano constitue le meilleur engin pour commencer et, s'il ne suffit pas, il faut nécessairement recourir au cric de telle ou telle forme. La figure 62 donne une idée de l'appareil que l'auteur a employé, en pareils cas, avec les meilleurs résultats.

CHAPITRE V

DÉVIATIONS DES BICUSPIDES

Les dents bicuspides des deux mâchoires se trouvent souvent déviées en dehors ou en dedans de la ligne normale, mais leur malposition n'est pas aussi fréquente que celle des dents antérieures.

La cause de l'anomalie est due, comme dans le cas de la plupart des formes d'irrégularité individuelle, soit au manque d'espace, soit à l'entassement d'autres dents. Quelquefois, par suite de leur éruption tardive, la place qui leur est réservée dans l'arcade est envahie par les canines qui sortent en avant, aussi bien que par les molaires qui tendent à avancer. En pareil cas, l'une des bicuspides ou les deux sont forcées de se dévier en dehors ou en dedans, ce dernier cas étant le plus fréquent.

D'autre part, les dents de lait qui les précédaient, ont souvent leurs couronnes détruites par la carie longtemps avant l'époque de leur chute naturelle, et leurs racines restent dans les alvéoles. Les organes adjacents tendent ainsi à empiéter sur l'espace réservé aux bicuspides, qui, par suite, sont obligées de sortir dans une position anormale.

Dans d'autres cas, elles ont pu prendre leur situation régulière ou à peu près, et se trouvent déplacées ultérieurement par la pression des canines en voie d'éruption. La facilité qu'elles ont à se laisser dévier se comprend aisément quand on considère que leurs racines sont coniques et un peu courtes, et que ces organes sont placés entre des dents qui ont une implantation solide soit comme les canines, en raison de la longueur de leur racine, soit comme les molaires, en raison de leur triple racine. La convexité prononcée de leurs faces latérales favorise encore beaucoup le déplacement.

Le seconde bicuspide présente plus souvent que la première des anomalies de position, probablement à cause de son éruption plus tardive.

Le défaut d'alignement de l'une des bicuspides ou des deux se complique quelquefois d'un degré de torsion plus ou moins considérable ; mais cette complication est assez rare et, quand elle se rencontre, elle peut se corriger en même temps que la déviation, ou elle exigera plus tard une opération distincte. Le plus ou moins de difficulté qu'exige la rectification d'une ou des deux bicuspides déviées en dedans de l'arcade, dépend d'ordinaire uniquement de l'étendue de l'espace qui leur est réservée. Si les dents adjacentes ont beaucoup empiété sur cet espace, la première chose à faire c'est d'écarter ces dents. Quand, au contraire, le terrain est à peu près libre, il suffit généralement pour rectifier les bicuspides, de l'élasticité d'une plaque de vulcanite ou de métal, sous quelque forme de ressort. Mais si la dent doit se faire elle-même sa place à mesure qu'elle avance, il faut recourir à la force plus grande du jack-screw.

Un moyen simple de faire progresser en dehors une bicuspide supérieure ou inférieure consiste à faire un modèle de la mâchoire. La dent de plâtre représentant l'organe irrégulier est alors réséquée sur la face linguale ou palatine jusqu'à ce que cette partie se trouve en ligne avec les mêmes surfaces des dents adjacentes. Une plaque de vulcanite faite d'après ce modèle et portant un fragment de corde de piano à sa partie centrale, s'il s'agit d'une dent de la mâchoire inférieure, ne tardera pas par son élasticité à amener la dent en position. On peut encore construire la plaque sur le modèle de plâtre non modifié, et insérer une tige de bois dans un trou foré en face l'organe à rectifier. Le bois peut encore être remplacé par une vis métallique destinée à agir sur la dent. La vis étant bien fixée dans la plaque de vulcanite peut s'allonger en la tournant de temps en temps jusqu'à ce qu'on ait obtenu le résultat voulu.

Le Dr Talbot a imaginé un moyen excellent pour rectifier une ou deux bicuspides au moyen d'un ressort en corde de piano, fixé dans une plaque de caoutchouc de façon à ce que son action se trouve convenablement dirigée. La fig. 81 montre l'appareil en place. Voici ce qu'en dit le Dr Talbot (Dental Cosmos, vol. XXVIII, p. 286) :

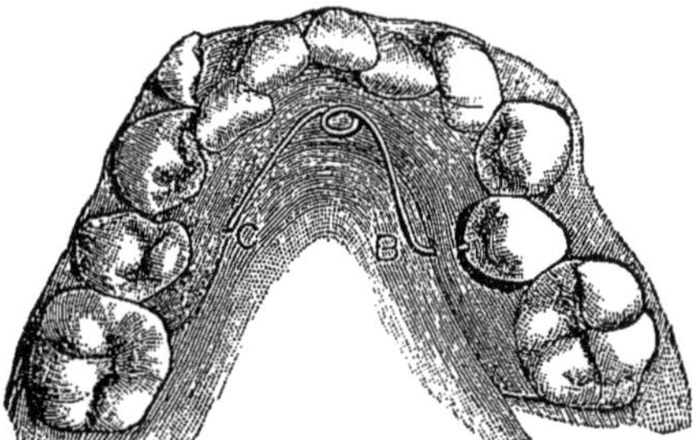

Fig. 81.

« Je commençai par faire une plaque de vulcanite mince, étroite et s'adaptant bien ; puis j'y forai deux trous, l'un traversant le bord de part en part en face le centre de la dent à mouvoir, l'autre du côté opposé, mais ne traversant pas toute l'épaisseur de la plaque.

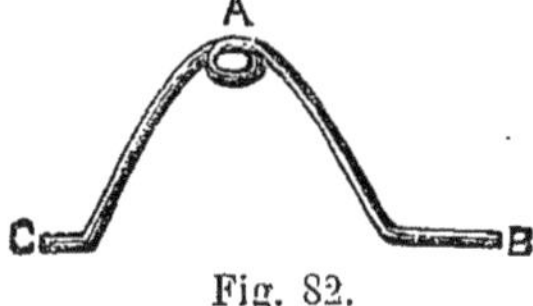

Fig. 82.

Je fis ensuite, avec un fragment de corde de piano, un ressort contourné une fois sur lui-même en A (fig. 82), et dont les deux extrémités se recourbaient presque à angles droits. L'une de ces extrémités, C, coupée court, devait pénétrer dans le trou correspondant

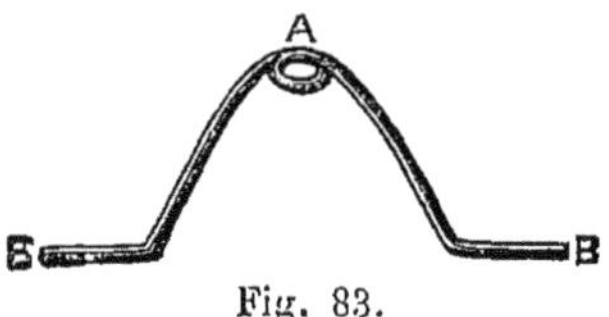

Fig. 83.

de la plaque; l'autre, plus longue, B, était destinée à traverser la plaque pour appuyer contre la face linguale de la bicuspide, comme le montre la fig. 84, où l'on voit le ressort en position pour agir sur la dent à rectifier. Le ressort et la plaque peuvent s'enlever ensemble instantanément soit pour le nettoyage, soit pour augmenter l'énergie du ressort en en écartant les bras ou en modifiant la courbure de façon à maintenir fermement la dent au point où elle est déjà arrivée. »

La fig. 83 représente un ressort dont les deux extrémités, BB, sont laissées longues, pour un cas où l'on aurait deux dents semblables à faire mouvoir dans des directions opposées.

Quand on a besoin de recourir à la force supérieure du jack-screw, l'emploi qu'en fait le Dr Kingsley en le combinant avec une plaque de vulcanite à rainure est certainement un des meilleurs.

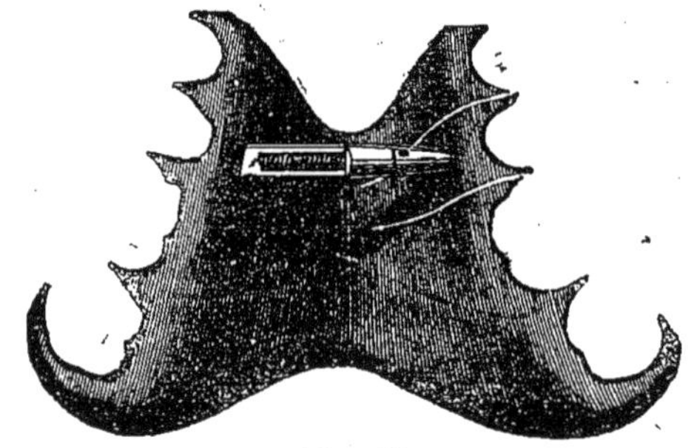

Fig. 84.

Les fig. 84, 85 et 86, empruntées à l'ouvrage déjà cité du Dr Kingsley, représentent quelques-unes des modifications que l'appareil peut subir suivant les cas. La fig. 84 montre un appareil ayant servi à repousser en dehors une seconde bicuspide supérieure du côté gauche. Celui représenté fig. 85 repoussait dans le même sens les deux bicuspides gauches du bas, la première plus que la seconde ; tandis que celui de la fig. 86 refoulait à la fois les quatre bicuspides inférieures.

On comprend sans peine qu'une vis de ce genre ne saurait appuyer sur des dents non protégées, mais quand on désire éviter l'usage d'une plaque, on peut cimenter sur les organes à mouvoir des bandes Magill, convenablement préparées, et c'est entre ces dernières que se place le jack-screw.

L'appareil du Dr Angle (représenté fig. 42) pour la dilatation de l'arcade, peut aussi s'employer avec avantage pour repousser en dehors une ou plusieurs bicuspides. On remarquera que, dans l'action de cet appareil, toutes les dents déviées en dedans commencent à rentrer en ligne avant le début de l'expansion réelle de l'arcade ;

17

si donc on veut seulement régulariser des dents individuelles, il
est facile de s'arrêter dès que le but en vue est atteint.

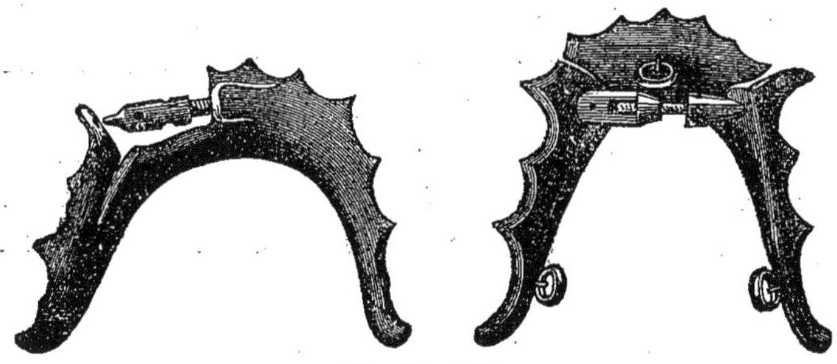

Fig. 85 et 86.

Le petit volume de la vis, dans l'appareil du Dr Angle, est encore
un élément en faveur de ce dernier, car il entrave moins les mouvements de la langue que ne [le] font les engins plus volumineux
généralement en usage.

En outre de la force du cric, cet appareil a l'avantage de la rapidité d'action, de sorte que si le sujet éprouvait quelque inconvénient
de sa présence dans la bouche, ce ne serait que pour une très courte
durée.

CHAPITRE VI

TORSION

Le mot torsion, appliqué aux dents, signifie l'état anormal d'une dent tournée sur son axe longitudinal. La rotation consiste à ramener cet organe à sa position normale. Ainsi la torsion désigne l'irrégularité et la rotation l'opération.

La torsion est ordinairement due à quelque influence anormale qui s'est exercée soit avant, soit pendant l'éruption. Le manque d'espace force souvent une dent à pivoter, pendant l'éruption, de façon à ce qu'elle s'engage selon son petit diamètre dans l'espace qui lui est réservé, sans quoi elle ne saurait s'y loger. Une racine, ou même un débris, l'obligera encore souvent à tourner en partie dans son alvéole, tandis qu'elle cherche à prendre place dans l'arcade. La torsion des incisives centrales supérieures, que l'on observe si fréquemment, tient sans doute, dans la majorité des cas, à une épaisseur insolite de la cloison alvéolaire médiane. Cette irrégularité résulte aussi, après l'éruption, de l'entassement des dents voisines, produite par une pression anormale, telle que l'effort d'une dent retardée dans son éruption pour occuper la place qui lui est réservée.

La torsion se rencontre à tous les degrés, depuis la plus légère proéminence dans l'angle d'une dent jusqu'à un demi-tour complet.

Elle s'observe généralement chez les dents à racine unique, ou à racine un peu bifurquée ; et parmi ces dents, celles dont les racines sont presque rondes sont le plus communément affectées, à cause de la facilité avec laquelle elles peuvent pivoter sur leur axe longitudinal.

On voit parfois des cas où deux dents adjacentes présentent à la fois cette anomalie, et d'ordinaire chacune au même degré, cette variété de l'irrégularité étant connue sous le nom de *double torsion*.

Généralement, la rotation n'est pas une opération très difficile en soi, mais quand l'entassement ou le désordre des dents voisines complique le cas, elle devient quelquefois fort ennuyeuse.

Lorsqu'il y a dans l'arcade un espace suffisant pour loger la dent après sa rotation, le praticien n'a qu'à s'occuper de cette opération ; mais dans le cas contraire, ses premiers efforts doivent tendre à se procurer de l'espace. Si l'insuffisance est peu importante, il suffit d'écarter les dents adjacentes par l'un des moyens indiqués au chapitre VI ; a-t-on besoin, au contraire, de beaucoup d'espace, il faut, si l'expansion de l'arcade n'est pas indiquée, enlever quelque dent moins importante afin de pouvoir ramener en ligne l'organe irrégulier. Dans le cas de dents à couronne plate, comme les incisives, on a pour exécuter la rotation le choix entre deux procédés : ou bien saisir la couronne par toute sa circonférence et appliquer la force convenable, ou bien exercer une pression sur l'un ou sur les deux angles qui ne sont pas en ligne. Avec des dents à couronne arrondie, comme les canines, la pression ne peut se faire qu'à la condition de prendre un point d'attache à la périphérie de la couronne.

Naguère il était difficile, pour ne pas dire presque impossible, de saisir une dent assez sûrement pour voir l'attache résister à l'effort de la puissance correctrice, mais depuis l'apparition de la bande Magill la plus grande des difficultés inhérentes à la rotation a été surmontée.

Parmi les moyens de rotation, l'un des plus simples et des plus efficaces, pour les dents à couronne plate, consiste dans l'emploi d'une plaque de vulcanite s'adaptant au palais et enveloppant les dents postérieures des deux côtés, comme celle de Coffin. La portion palatine de la plaque porte un fragment de corde de piano destiné à faire ressort sur l'angle interne de la dent irrégulière, tandis qu'un fil semblable, partant de la portion buccale de la plaque, est disposé de façon à presser sur l'angle saillant en dehors. En recourbant de temps en temps ces ressorts pour en augmenter la tension, on arrive rapidement au but désiré.

Quand un seul angle d'une dent se trouve hors de ligne, la plaque ci-dessus peut se modifier de façon à n'avoir qu'un fil pour refouler en dedans l'angle saillant, tout en reposant fermement contre l'angle qui est en ligne afin de l'empêcher de tourner.

Pour permettre à la portion saillante de la dent de se mouvoir endedans, il faut bien entendu avoir, à l'avance, entaillé la plaque en ce point.

Un autre procédé de rotation consiste à adapter à la dent une bande d'or ou de platine, sur la face labiale de laquelle on a soudé une broche de dent en platine près de l'angle qui se trouve hors de ligne. On fait ensuite une délicate plaque de vulcanite, s'adaptant à la voûte palatine, et en un point convenable de laquelle est vissée une tige d'or, filetée et recourbée en crochet à son extrémité. Une fois la bande cimentée à la dent, on la relie au crochet d'or de la plaque au moyen d'un anneau en caoutchouc. S'il convient de changer le point d'attache sur la plaque, il suffit de faire un nouveau trou à l'endroit voulu et d'y visser un crochet. Le sujet peut enlever l'appareil à volonté pour les soins de propreté et renouveler l'anneau de caoutchouc.

Pour éviter l'inconvénient de l'usage d'une plaque pendant la période scolaire, l'auteur a imaginé, il y a quelques années, un petit engin invisible destiné à la rotation d'une seule incisive. La fig. 87 en représente l'esquisse et voici son mode de construction :

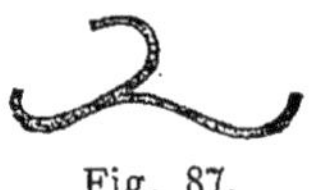

Fig. 87.

On prend une bandelette d'or platinisé d'environ 0^m003 de largeur et d'épaisseur n° 24 (calibre américain), et on la recourbe pour la conformer au contour que la dent irrégulière et sa voisine décriront après la rectification ; en outre, chacun de ses bouts se replie pour encercler en partie l'angle disto-palatin de chaque dent ; cela fait, on prend une autre bandelette d'or de même largeur, mais plus mince, et on la soude au centre de la première. Cette seconde pièce doit être assez longue pour s'étendre entre les dents et embrasser le bord saillant en avant de la dent anormale.

En recourbant ce bras assez court pour qu'il fasse ressort une fois en place, on amène à porter sur la dent une pression qui la fera tourner dans son alvéole. Il faut enlever l'appareil chaque jour, pour raccourcir la longueur du bras en le repliant davantage, puis le remettre en position. Une ligature de soie attachée au collet de l'une des dents et fixée d'autre part à l'appareil empêche que celui-ci se perde, dans le cas où il viendrait à tomber. Environ dix jours suffisent pour rectifier la dent.

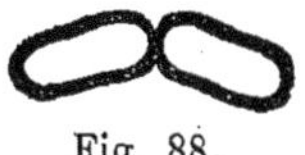

Fig. 88.

La fig. 88 représente le moyen de rétention employé par l'auteur. On emploie pour sa construction des bandes semblables s'adaptant à la dent rectifiée et à sa voisine, et soudées ensemble au point de leur rencontre quand elles sont en place. On augmente leur rigidité en soudant une autre bandelette d'or à leur surface palatine. Une fois cet appareil terminé et poli, on le fixe sur les dents avec du phosphate de zinc.

Grâce à cet appareil, qui n'occupe que peu de place, la dent se trouve maintenue si fermement dans sa nouvelle position qu'elle se consolide beaucoup plus vite qu'elle ne le ferait par d'autres procédés. Si la force exercée par la tendance de l'organe à revenir à sa mal position première était assez grande pour ébranler la dent utilisée comme point d'appui, on y remèdierait en soudant, en un point convenable de l'appareil, un éperon d'or qui irait appuyer contre quelque dent solide du voisinage.

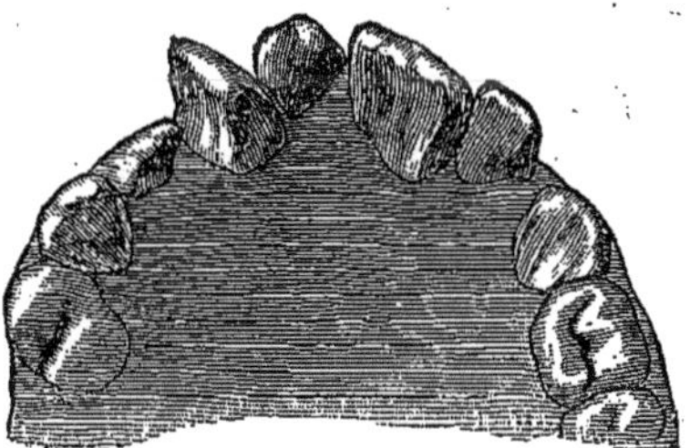

Fig. 89.

Voici un exemple, pris dans la clientèle de l'auteur, qui montrera comment on peut obtenir la correction facile d'un cas de torsion extrême. Le sujet, enfant japonais de neuf ans, avait la mâchoire supérieure représentée fig. 89, au moment où on me l'amena.

L'incisive latérale caduque gauche était encore en place, et la permanente droite venait de faire son éruption. Les deux centrales permanentes étaient tout à fait sorties, mais la présence d'une dent surnuméraire au centre de l'arcade avait fait dévier considérablement la centrale droite, qui avait en outre tourné sur son axe.

Une fois la surnuméraire et l'incisive latérale caduque enlevées, on adapta aux centrales des bandes de platine portant chacune un crochet d'or en des points capables de fournir le maximum de puissance tractile. On fixa ces bandes avec du ciment, puis on tendit d'une dent à l'autre un anneau de caoutchouc, comme le montre la fig. 90.

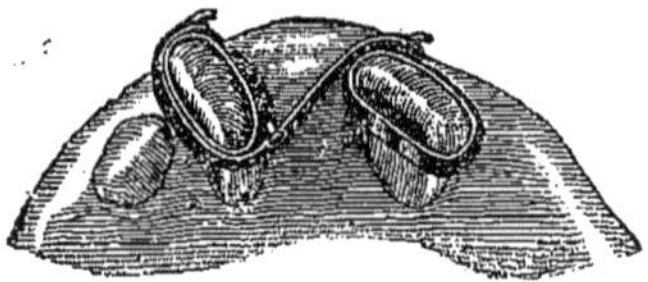

Fig. 90.

La dent déviée fut aisément ramenée ainsi au contact de sa voisine, et en même temps considérablement redressée. Pour compléter sa rotation on eut recours à un appareil analogue à celui représenté fig. 87, après quoi on employa l'appareil fig. 88, jusqu'à sa conso-

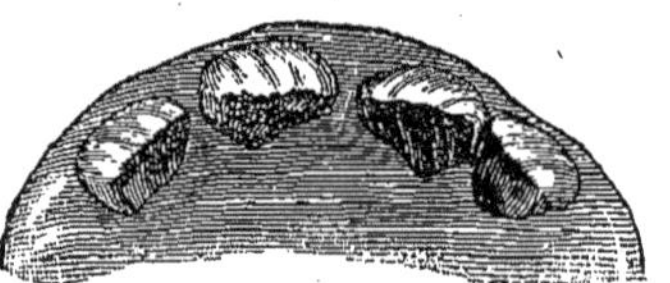

Fig. 91.

lidation. Comme la centrale gauche avait été quelque peu ébranlée pendant l'opération, on jugea nécessaire, pour obtenir un point d'appui stable, de souder à l'appareil un éperon allant appuyer contre la face palatine de l'incisive latérale droite, qui était alors presque entièrement sortie. Au bout de six mois, les dents se trouvaient consolidées dans leur nouvelle position, comme le montre la fig. 91.

Un moyen simple et très efficace pour accomplir la rotation de n'importe quelle dent, sans égard à la forme de la couronne, moyen qui dispense en outre de l'usage d'une plaque, est représentée fig. 92.

On adapte à l'organe irrégulier une bande d'or ou de platine sur la face latérale de laquelle on soude une barre d'extension en or platinisé fort. L'extrémité libre de cette dernière est perforée de deux trous pour ligaturer l'appareil à quelque dent solide, une molaire ordinairement. La bande se fixe à la dent avec du ciment et le levier s'attache à l'organe choisi comme point d'appui. La grande lon_gueur de ce levier ne tarde pas à forcer la dent de tourner dans son alvéole. A mesure que sa force se dépense, on peut recourber la barre en dehors avec des pinces, sans retirer l'appareil. Une fois la correction obtenue, le meilleur moyen de la maintenir consiste dans l'emploi de l'appareil représenté fig. 13. On peut encore recourir à une plaque de vulcanite pourvue d'un éperon d'or, destiné à s'insinuer entre les dents pour appuyer contre la partie de la dent qui a été ramenée en dedans.

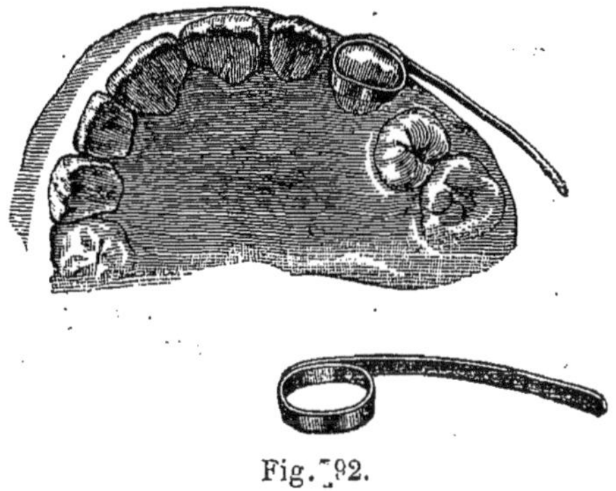

Fig. 92.

Le professeur Angle a perfectionné cet appareil, en mobilisant la bande et la barre. La bande adaptée à la bande porte sur la face labiale un bout de tube en maillechort, parallèle au bord tranchant de l'organe. Une autre bande, pourvue d'un crochet soudé à sa face buccale, est adaptée à une bicuspide ou une molaire. Cette dernière bande porte aussi un fragment de tube soudé horizontalement à sa face palatine, et à travers lequel passe un fil métallique destiné à appuyer contre les deux dents adjacentes pour augmenter la résistance. Une fois les deux bandes fixées par du ciment sur leurs dents respectives, on insère dans le tube de l'organe à régulariser un fragment rectiligne de corde de piano que l'on replie pour le fixer au crochet de l'autre dent. L'avantage de cette modification, c'est de permettre de substituer un fil plus faible ou plus fort à volonté, pour pouvoir régler facilement la puissance. Une fois la correction obtenue, on enlève le fil et on le remplace par un plus court appuyant sur une dent adjacente. Celui-ci agit comme fixateur en maintenant la dent en position jusqu'à la consolidation. Il s'assujettit au moyen d'une broche passant dans un trou foré à travers le tube et le fil tout ensemble.

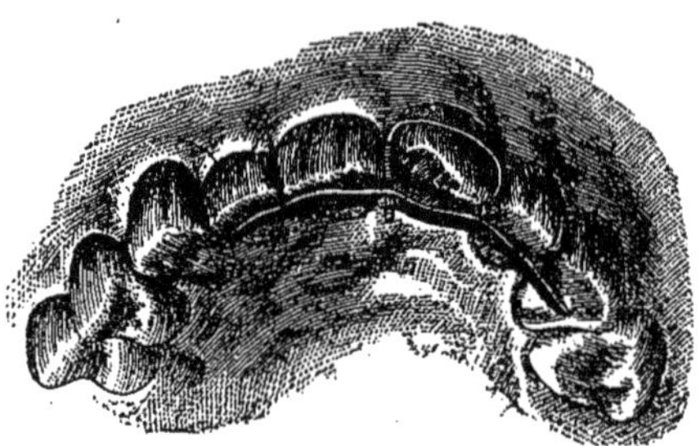

Fig. 93.

Voici comment le Dᵣ Farrar procède pour exécuter une rotation simple (fig. 93) : Il fait avec une bandelette d'or ou de platine très mince et d'environ 2 millimètres de largeur une sorte de collet (représenté fig. 94), et il soude à son extrémité libre un fil d'or fileté

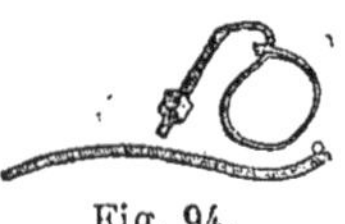

Fig. 94.

avec un écrou. Ce collet embrasse la dent irrégulière, et sa vis terminale passe à travers une lame d'or recourbée pour se conformer aux surfaces linguales d'au moins deux dents de chaque côté de l'organe à rectifier, et est serrée au moyen de l'écrou, comme le montre la figure. En tournant l'écrou de temps en temps on ramène en dedans l'angle saillant de la dent.

DOUBLE TORSION

Quand on a besoin de faire pivoter en sens opposé deux dents adjacentes, comme les centrales supérieures, on parvient souvent à exécuter les deux mouvements à la fois à l'aide d'un appareil fort simple. Celui de l'auteur est représenté fig. 95, et la fig. 96 en montre les détails de construction. C'est une modification de l'appareil indiqué fig. 87 pour la rotation simple. Pour lui permettre d'agir sur deux dents, au lieu d'insinuer une simple bande d'or entre les dents, on en emploie deux qui se recourbent suivant la forme montrée en *b* et *c*. Elles doivent être assez longues pour se replier légèrement sur les faces labiales des dents à régulariser,

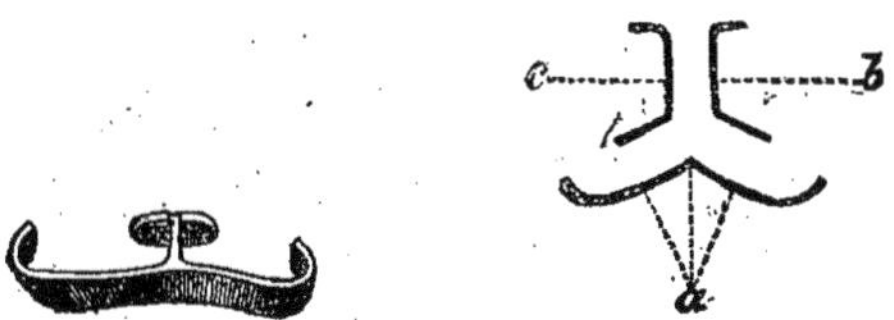

Fig. 95 et 96.

puis, après avoir passé entre ces dents, arriver à la surface palatine et s'étendre presque jusqu'au bord distal. Cette préparation, une fois faite sur le modèle, on soude ces deux pièces ensemble par leurs surfaces contigues. On remet l'ensemble sur le modèle et on replie les longs bras pour les conformer à la face interne de la barre *a* ; on le retire pour le souder à *a* et l'on réduit à la lime l'épaisseur de la partie *b c*, de manière qu'elle occupe aussi peu d'espace que possible entre les dents. Quand cet appareil est bien construit, sa partie labiale doit appuyer contre les dents juste au niveau du point le plus proéminent de leur convexité ou légèrement au dessus, tandis que sa portion linguale approchera de la gencive sans la toucher tout à fait, et les extrémités légèrement recourbées de cette partie s'accrocheront juste au-dessus de la petite saillie qui se trouve d'ordinaire dans l'angle disto-palatin près de la gencive.

Ainsi construite et disposée, la pièce ne saurait se déplacer sous l'action de la lèvre ou de la langue, excepté lorsque le mouvement des dents l'aura relâchée. La force est, comme il est facile de le voir, amenée à porter sur quatre points des deux dents à la fois, agissant comme un double levier sur chaque organe.

Un trait important de l'appareil, que l'auteur avait en vue en l'imaginant, c'est qu'il n'occupe qu'un seul espace interdentaire et qu'il favorise ainsi plus facilement la rotation de dents plus ou moins entassées.

Une fois posé, il faut revoir le sujet chaque jour, pour retirer l'appareil et le resserrer en recourbant légèrement les longs bras vers les petits, afin de lui redonner de la tension.

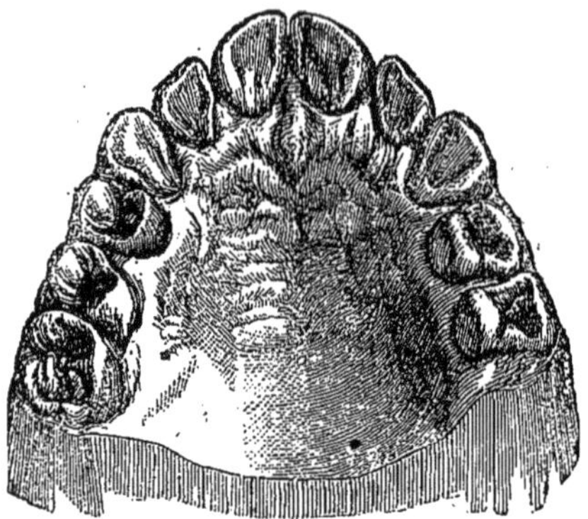

Fig. 97.

Pour faciliter son introduction au début, on doit placer la veille un fragment de caoutchouc entre les dents pour les écarter quelque peu.

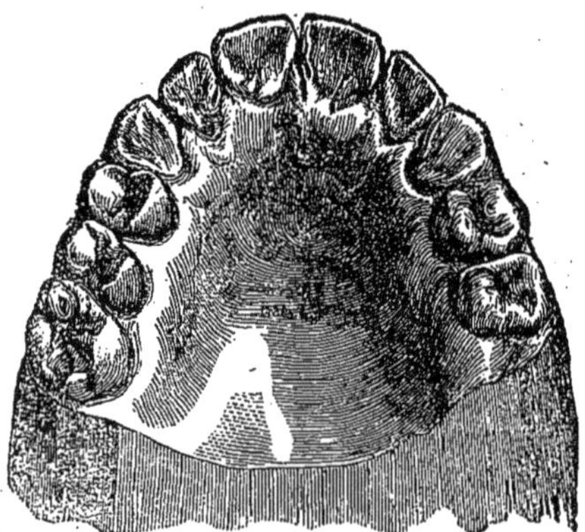

Fig. 98.

Comme pour le cas de l'appareil à rotation simple, il importe de lier un fil autour de l'une des dents et d'autre part à la barre de devant pour éviter que la pièce se perde ou tombe dans la gorge. La fig. 97 représente un cas de torsion double qui fut corrigé en dix jours par le moyen que nous venons de décrire ; et la fig. 98 montre l'opération achevée.

Une fois les dents ramenées en position, on les y maintient à l'aide du fixateur représenté fig. 15 ou d'une plaque de vulcanite portant un T en or à sa partie antérieure (fig. 99). Le premier a

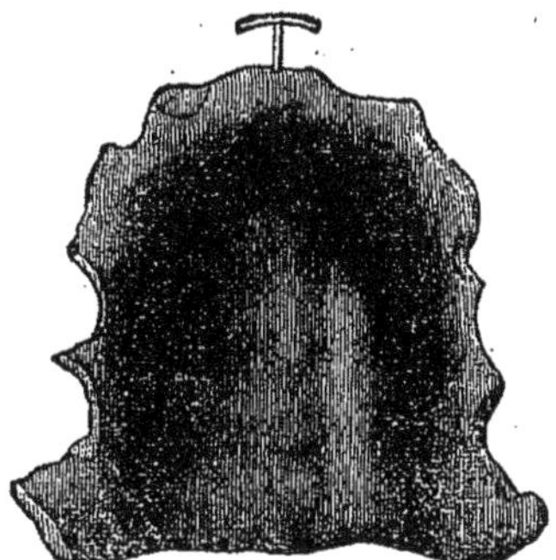

Fig. 99.

l'avantage de maintenir les dents plus solidement, tandis que le dernier n'occupe qu'un espace interdentaire.

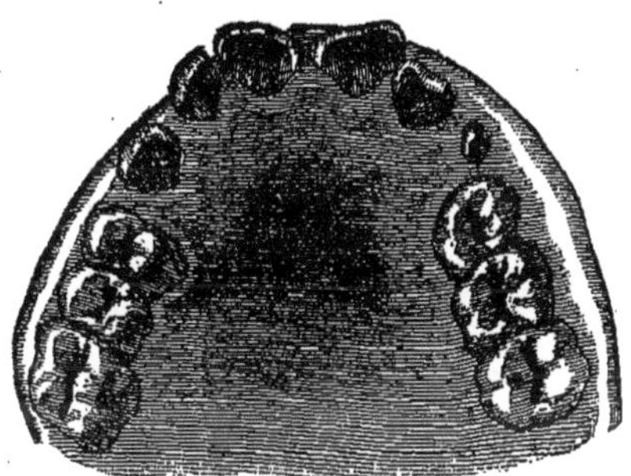

Fig. 100.

Quand ce sont les angles distaux qui se projettent en avant, au lieu des angles opposés, le même appareil peut être utilisé en renversant la position des parties, c'est-à-dire en plaçant le long bras sur la surface labiale. La fig. 100 montre un cas de ce genre, et la fig. 101 représente la plaque de vulcanite avec l'arc en fil d'or qu[i] servit à maintenir les dents après leur correction.

Le professeur Angle a imaginé un moyen fort simple et très efficace pour exécuter la rotation double d'incisives saillantes par l'angle mésial. Les dents à rectifier sont entourées de bandes Magill présen-

tant des tubes soudés à leurs faces labiales près de l'angle distal.
L'un des tubes est vertical, l'autre horizontal. Ils donnent passage

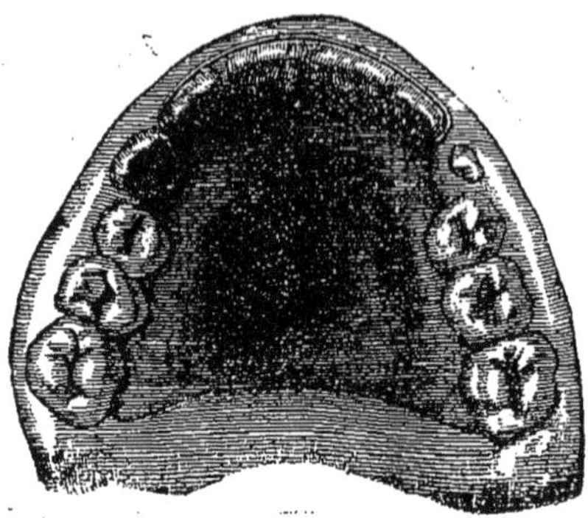

Fig. 101.

à un court fragment de corde de piano, replié à angle droit à l'un
de ses bouts ; c'est l'élasticité du fil qui exécute la rotation (fig. 102).

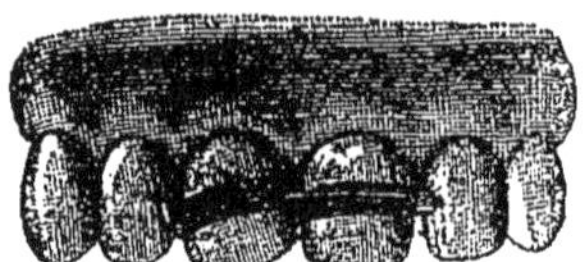

Fig. 102.

Une fois les dents rectifiées, on les maintient en position en insérant dans les tubes un fil d'or non élastique et de forme appropriée.

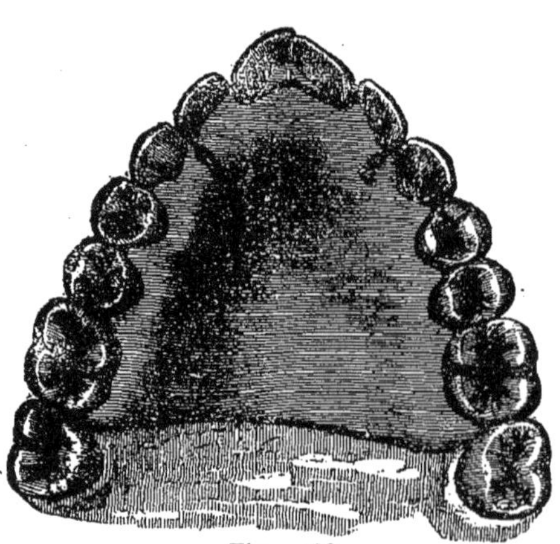

Fig. 103.

Le Dr Kingsley obtient le même résultat au moyen d'une plaque
de vulcanite et d'une bande de caoutchouc élastique. On fixe en

des points convenables de la plaque, des crochets et des boucles d'or pour fixer la bande de caoutchouc, et la faire contourner de façon qu'elle repousse en dehors les angles rentrants des incisives, comme on le voit fig. 103.

CHAPITRE VII

CONTRACTION DE L'ARCADE

La contraction de l'arcade peut résulter d'un défaut de développement dû à l'éruption tardive ou vicieuse de quelques-unes des dents, de la perte de certaines dents permanentes peu après leur éruption, ou de la malposition des dents de la mâchoire opposée.

L'éruption tardive des canines supérieures, dont les places sont occupées par des dents antérieures ou postérieures à elles, est peut-être la cause la plus fréquente de cette difformité.

Dans quelques cas, la contraction se limite à la région molaire et bicuspidienne; dans d'autres, à l'antérieure seule, tandis que d'autres fois la totalité de l'arcade réclame l'expansion.

L'agrandissement de l'arcade, en certains points ou dans sa totalité, peut s'accomplir par diverses méthodes.

S'il s'agit d'une expansion latérale, on peut ordinairement l'obtenir d'une manière simple à l'aide de la plaque fendue de Coffin (voir fig. 44 et 45).

Un autre appareil destiné au même but et construit en vulcanite et corde de piano, a été imaginé par le Dr Talbot et est représenté fig. 104 et 105.

Voici la description de l'auteur (*Talbot's Irregularities of the teeth*, p. 129) :

« On adapte aux dents et au procès alvéolaire une plaque de vulcanite, que l'on résèque de telle sorte que les parties antérieures s'étendent assez loin en avant pour enfermer les dents à mouvoir. Puis on prend un fragment de corde de piano, que l'on recourbe suivant l'une des formes représentées fig. 105, et où *a* indique les tours de spire et le point fixe, *bb* des bras mobiles partant de *a*, et *cc* des bras mobiles partant de *bb*. Des sillons sont creusés dans les parties antérieures et postérieures de la plaque pour correspondre aux points *bb*, *cc* et les recevoir; des trous sont forés en ces points pour y placer des ligatures destinées à fixer les fils métalliques. Pour exercer la force maxima sur les dents antérieures, on ajuste les bras de façon que la plus grande pression s'exerce sur les parties antérieures de la plaque. Cet appareil est facile à enlever pour les soins de propreté et à remettre en place par le sujet. »

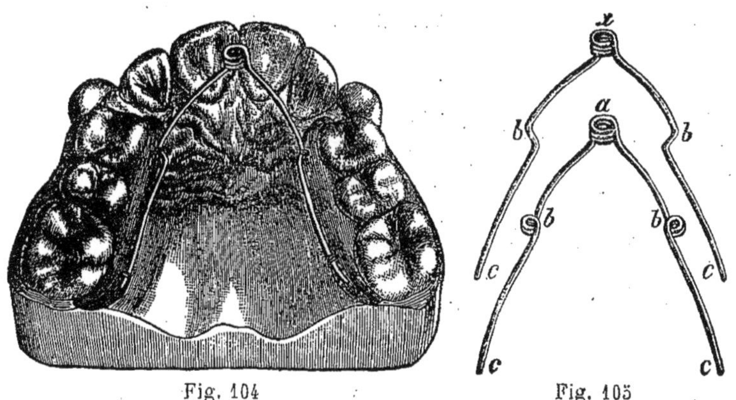

Fig. 104   Fig. 105

Quand on a besoin d'une force supérieure à celle que peuvent donner les appareils ci-dessus, on peut l'obtenir par le pouvoir plus direct du jack-screw, agissant sur les parties d'une plaque de vulcanite qui s'avance près des dents à mouvoir.

Les fig. 84, 85 et 86 montrent d'excellents appareils de ce genre dus au Dr Kingsley.

L'emploi du cric à la mâchoire inférieure paraîtrait contre-indiqué à cause de la langue, mais l'expérience prouve qu'en réalité l'objection est insignifiante.

L'usage de la vis hâte l'opération et diminue ainsi la période d'inconvénients dans n'importe quel cas donné.

S'agit-il de l'expansion de la partie antérieure de l'arcade, on peut l'obtenir au moyen de l'appareil représenté fig. 64, ou d'une modification de la plaque fendue de Coffin, imaginée par le professeur C.-L. Goddard. Cette dernière est représentée fig. 106.

On y voit deux ressorts contournés en corde de piano, fixés à la

plaque près des bords libres, ce'le-ci étant fendue transversalement
juste en arrière des dents incisives. Comme dans les autres plaques
de ce genre pour l'expansion antérieure, celle-ci se fait en une seule
.pièce et les fils sont disposés de telle sorte que leurs extrémités antérieures se trouvent noyées dans la portion à détacher, tandis que
les bouts postérieurs s'assujettissent au corps principal de la plaque.
La plaque une fois achevée, on en détache la portion antérieure avec
une scie fine, et la pression se produit en tendant les ressorts de
temps en temps.

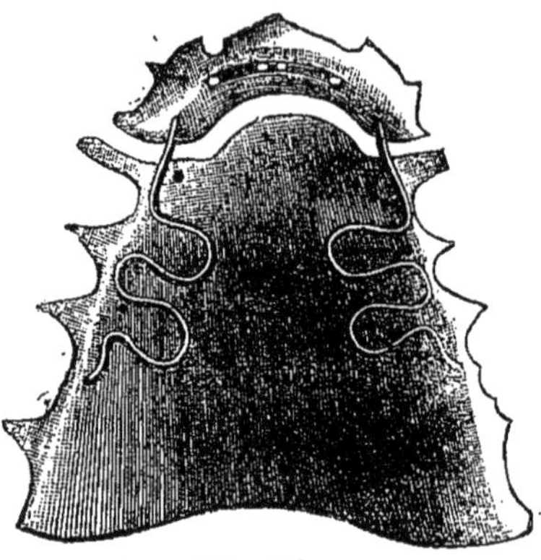

Fig. 106

On maintient la partie antérieure à demeure, en la liant aux incisives centrales. L'expérience a montré à l'auteur que ce résultat
s'obtient plus facilement en fixant dans la plaque un éperon d'or,
destiné à s'insinuer entre les centrales dans l'espace libre près de la
gencive. Il préfère aussi, pour maintenir en place la portion principale, lui faire prendre prise sur les bicuspides et les molaires, comme
dans la méthode de Coffin, au lieu de l'assujettir avec des ligatures
aux dents latérales. Cet appareil remplit admirablement son but.

L'appareil du Dr Bonvill pour produire l'expansion antérieure de
l'arcade, possède certains traits particuliers. La fig. 107 le montre
en position, mais non en action (*Gorgas' Harris, Principles and
practice*, p. 467). « Il se compose de 2 barres plates en or platinisé,
glissant l'une sur l'autre dans l'étendue d'au moins 5 cent. Chaque
barre porte à son extrémité un coulant destiné à servir de guide dans
le mouvement de glissement. Une bande de caoutchouc se relie à
l'extrémité de chaque barre en AA et en se contractant elle agrandit

le cercle, et par suite refoule en dehors, non seulement les incisives, mais encore les bicuspides et les canines.

« L'appareil se fixe au moyen de crochets à une molaire ou à une bicuspide de chaque côté. Avant de le mettre à demeure d'une façon définitive, on réunit les quatres incisives par une anse, en se servant de vernis à la sandaraque pour l'empêcher de glisser ou de tourner sur les dents. Puis on les assujettit aux barres, qu'il faut amener en contact intime avec tous les organes à mouvoir.

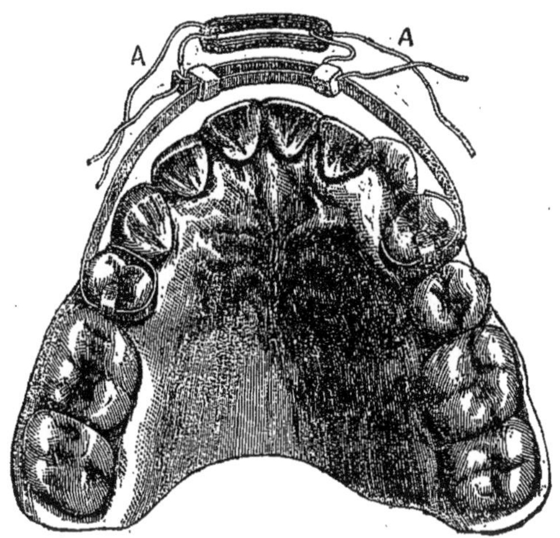

Fig. 107

« Il est rare qu'on entreprenne l'expansion de toute l'arcade à la fois. Cependant le Dr Kingsley (dans l'ouvrage cité, p. 129) cite un cas où il le fit en insérant simplement des coins de caoutchouc entre toutes les dents de l'arcade, et les remplaçant par de plus gros à mesure qu'on gagnait de l'espace.» (Voir fig. 108.)

Le professeur J.-B. Littig a obtenu le même résultat en se servant de coins de bois au lieu de caoutchouc.

Un meilleur plan, selon l'auteur, quand on désire dilater l'arcade dans toute son étendue, c'est d'y arriver par des opérations séparées. On peut commencer, par exemple, par l'expansion latérale, et quand on a amené les bicuspides et les molaires dans la position régulière on les y maintient au moyen d'une plaque de vulcanite recouvrant ces organes. Cette plaque servira en outre à fixer d'autres engins destinés à l'expansion de la portion antérieure de l'arcade, suivant la méthode de *Goddard*.

Voici les détails d'un cas de dilatation générale de l'arcade supérieure, qui pourront intéresser les étudiants. Le sujet était un garçon d'une quinzaine d'années. L'arcade inférieure avait ses dimensions normales, avec les dents bien arrangées. En haut, toutes les dents, sauf les canines qui s'articulaient en dedans des dents inférieures, d'où une contraction des traits dans la région labiale supérieure. Les latérales étaient presque en contact avec les premières bicuspides, tandis que les canines, complètement sorties, recouvraient les latérales et se trouvaient ainsi en dehors de l'arcade.

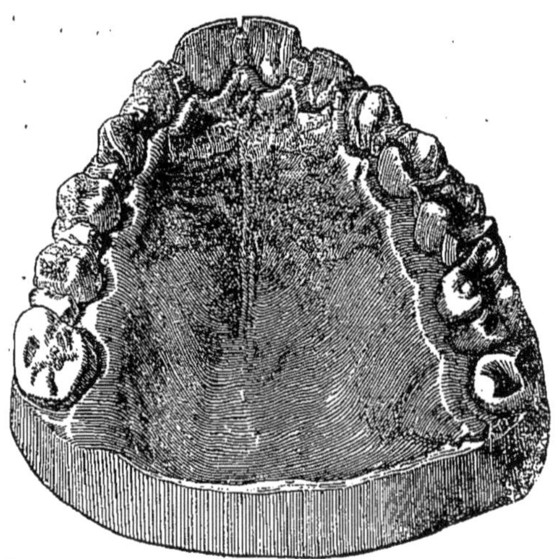

Fig. 108

Aucune extraction n'était indiquée, car toutes les dents étaient nécessaires pour remplir l'arcade après son expansion.

Au moyen d'une plaque fendue de Coffin, on obtint en un mois environ une expansion latérale telle que les bicuspides et la première molaire de chaque côté s'articulaient normalement avec leurs antagonistes. Ensuite, avec une autre plaque de Coffin, non fendue et emboîtant les dents régularisées, on refoula les latérales en avant; cela fait, on ajouta de nouveau caoutchouc à la plaque pour maintenir ces organes en position, et l'on changea les fils métalliques pour repousser les centrales en avant et les mettre en ligne avec les

latérales. Ce nouveau progrès accompli, il restait un espace insuffisant pour loger les canines et, comme les incisives se trouvaient
déjà assez avancées pour ne pas permettre d'exercer sur elles une
pression avantageuse d'arrière en avant, on procéda d'une autre
façon pour augmenter l'espace réservé à la canine. On adapta aux
latérales des bandes Magill, avec un éperon d'or s'étendant le long
de la face palatine des centrales pour assurer l'uniformité du mouvement à imprimer aux quatre incisives. Des bandes de platine
furent aussi assujetties aux premières bicuspides. Toutes ces bandes
furent renforcées par un fragment de platine soudé à la portion
voisine de l'espace. A travers ces pièces, en un point correspondant

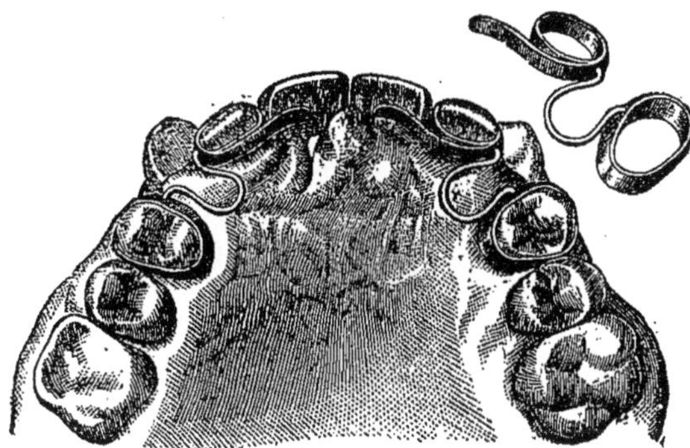

Fig. 109

à peu près au centre des dents, nous forâmes des trous traversant
toute l'épaisseur des bandes ; puis, avec un bout de corde de piano,
nous fîmes de petits ressorts en V dont les extrémités se repliaient
à angle droit, et, à l'aide d'une pince spéciale, nous mîmes ces ressorts en position, leurs extrémités entrant dans les trous des bandes.
De temps en temps, à mesure que leurs forces se dépensaient, nous
les retirions pour renouveler leur puissance en agrandissant la
courbure. On ne tarda pas ainsi à obtenir un espace suffisant, dans
lequel on amena les canines à l'aide d'une plaque de Coffin munie
sur la face buccale de fils métalliques, qui s'étendaient en avant pour
aller appuyer sur la face labiale des canines.

L'apparence de l'arcade et des dents avec les ressorts en V en
position, est représentée fig. 109. Ces diverses opérations, faites sans
hâte, demandèrent environ une année.

Une plaque de rétention en vulcanite, recouvrant la voûte palatine et portant des anses d'or destinées à fixer les canines, est actuellement portée par le sujet.

Un autre cas, différant quelque peu du précédent, concernait une jeune fille de onze ans; son arcade supérieure n'avait pas besoin d'être dilatée latéralement, mais exigeait une expansion antérieure pour loger les canines déviées en dedans. Une occlusion vicieuse des incisives du haut demandait aussi notre intervention. La fig. 110 représente l'anomalie. Les centrales supérieures rencontraient leurs antagonistes bord à bord, tandis que les latérales supérieures passaient en dedans des inférieures. Il y avait très peu d'espace entre les latérales et les premières bicuspides du haut, pour le placement des canines qui, retardées dans leur éruption, commençaient seulement à sortir.

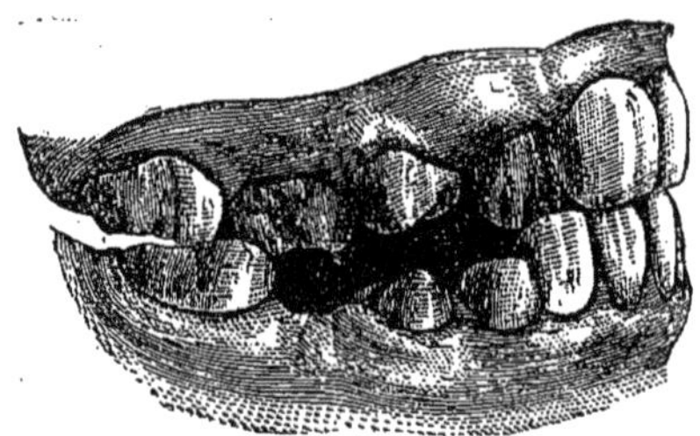

Fig. 110

Le traitement consistait à faire mouvoir les incisives de façon à rectifier leur articulation, et à refouler en arrière les bicuspides de chaque côté pour offrir de l'espace aux canines. On commença par ramener les latérales en ligne avec les centrales, au moyen de la plaque fig. 111. Cela fait, on dilata la portion antérieure de l'arcade à l'aide d'une plaque fendue de Goddard.

Ensuite, on fit une plaque de vulcanite qui recouvrait l'arcade et touchait chaque dent; elle était munie de chaque côté de ressorts en corde de piano, recourbés à angle droit à leurs extrémités libres, la portion recourbée étant disposée de manière à presser contre la face mésiale des premières bicuspides pour refouler ces dents en arrière. La plaque avait été évidée pour permettre ce mouvement en arrière des bicuspides, si bien que l'on ne tarda pas à avoir tout l'espace voulu pour loger les canines.

La lente éruption de ces dents exigeait une plaque de rétention, armée en des points convenables d'éperons d'or destinés à maintenir les dents régularisées dans leurs nouvelles positions, en attendant que les canines eussent achevé leur éruption. Le sujet porte actuellement cette plaque.

Dans six mois au plus, les canines auront pris, probablement d'elles-mêmes, leur place normale dans l'arcade et leur présence suffira alors à maintenir la correction déjà obtenue, sans le secours d'aucun appareil de rétention.

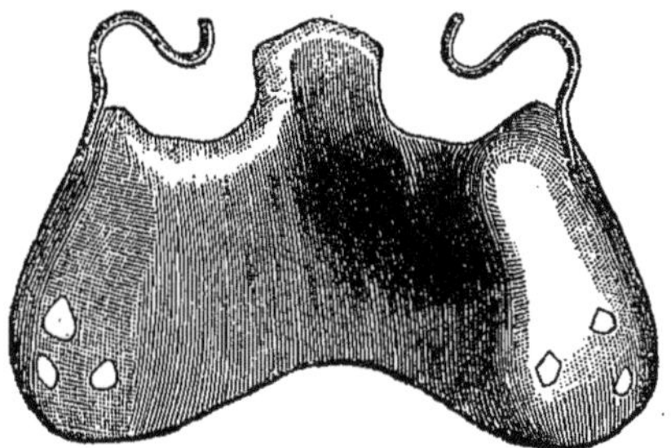

Fig. 111

Deux dentistes avant moi avaient entrepris des essais de redressement, et je fus obligé de poursuivre la marche adoptée par eux.

Si j'avais été consulté, j'aurais conseillé d'attendre deux ans pour que les canines, partiellement sorties, fussent plus disposées à prendre leurs places, dès qu'on leur aurait procuré l'espace nécessaire.

On aurait évité de la sorte l'obligation de faire porter une plaque de rétention jusqu'à l'éruption complète des canines, ce qui eût simplifié le traitement.

CHAPITRE VIII

PROJECTION EN AVANT DE LA MACHOIRE SUPÉRIEURE

Les causes qui tendent à produire cette anomalie ont été déjà brièvement exposées (voir page 19).

Cette difformité présente deux variétés :

1° Les dents du bas sont en ligne et forment la courbe normale, tandis que les supérieures passent en avant d'elles de façon non seulement à gêner l'élocution, mais encore à rendre ces derniers organes inutiles pour la mastication. Cette variété est habituellement héréditaire, ou dépend du volume insolite des dents du haut, ou d'une influence mécanique de pression de la part des dents postérieures. C'est celle qui se corrige le plus facilement ;

2° Les incisives inférieures présentent un contour aplati ou sont en introversion, et les supérieures s'étendent en avant au point de laisser un large espace entre les deux arcades dans l'occlusion des mâchoires. Dans ce cas, la projection du maxillaire supérieur paraît plus grande qu'elle ne l'est réellement, à cause de l'inclinaison en sens inverse des deux séries dentaires. Quand les incisives du bas s'inclinent en dedans, généralement leurs bords tranchants atteignent un plan plus élevé que ceux des dents voisines. Cela ne veut pas dire que ces organes sont allongés, mais simplement que leur position les fait arriver à un niveau plus élevé.

Cette irrégularité est due, le plus souvent, à la mauvaise habitude de la succion du pouce, ce doigt refoulant en même temps les dents du bas en dedans et celles du haut en dehors.

La hauteur relative des bords tranchants des incisives inférieures les amène, d'ordinaire, soit à rencontrer la base des couronnes de leurs antagonistes, soit à venir en contact avec les tissus mous en arrière des incisives supérieures. Cette condition complique sérieusement le travail correctif, car elle interpose un obstacle au mouvement en dedans des dents du haut, et au mouvement en dehors de celles du bas.

Quand la saillie supérieure est légère et que les dents se touchent, on réussit quelquefois à obtenir de l'espace pour leur mouvement en dedans en enlevant les taches ou la carie superficielle, qui peuvent exister sur les faces latérales des six dents de devant, à l'aide de disques en papier de verre ou de bandelettes à l'émeri, et terminant par un parfait polissage.

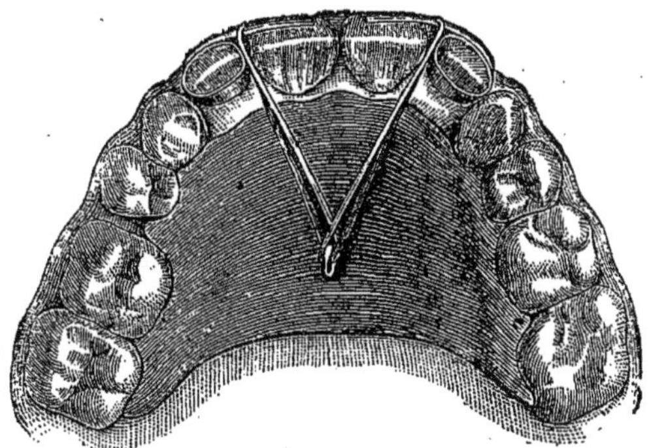

Fig. 112.

L'auteur est parvenu de la sorte à améliorer notablement l'expression faciale de quelques sujets, sans sacrifier aucune dent et sans léser la substance dentaire. L'espace une fois gagné, rien de plus facile que de refouler les dents en dedans au moyen d'une plaque de Coffin découpée en arrière des incisives et portant des crochets d'or à sa partie antérieure du côté buccal. Une bande de caoutchouc fixée à l'un des crochets, puis passant sur la face labiale des dents antérieures, pour aller s'attacher au crochet du côté opposé, procurera généralement la tension désirée. De petits crochets doubles, en fil d'or demi-rond, et suspendus au-dessus des bords tranchants des centrales, accrochant dans leurs secondes courbes la bande de caoutchouc la maintiendront en place, et l'empêcheront d'atteindre et d'irriter les tissus mous. D'autres moyens aussi simples pour arriver au même résultat se présenteront d'eux-mêmes à l'esprit de l'opérateur. Quand la saillie antérieure est d'un degré plus considérable et que les dents sont en contact, il sera nécessaire le plus souvent de sacrifier une bicuspide ou une molaire d'un seul côté ou des deux côtés de la bouche, pour gagner l'espace permettant de refouler en arrière les dents antériéures.

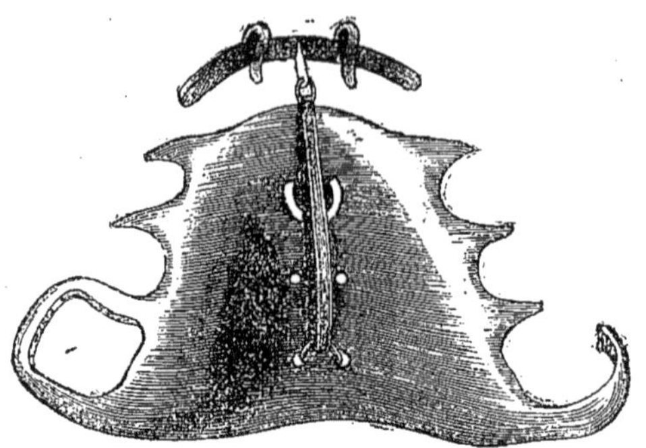

Fig. 113.

L'extraction de la dent ou des dents une fois faite, il est bon de pousser en arrière, par des procédés faciles, les organes de chaque côté en y comprenant les canines. Le refoulement ultérieur des quatre incisives sera alors une chose relativement aisée. Dans bien des cas, si l'on se servait des dents postérieures comme points d'appui pour mouvoir en dedans les six ou dix dents de devant, il est probable que les premières avanceraient plutôt que d'obliger les dents antérieures à rentrer, à cause de l'inégalité de la résistance.

Nous avons décrit pages 130 à 132 quelques procédés pour repousser en arrière la canine et les bicuspides. La figure 112 en représente un très simple pour fairer rentrer les quatre incisives supérieures. On adapte aux latérales des bandes de platine à la face labiale desquelles on soude des lames d'or se prolongeant sur la face labiale des centrales adjacentes. Une plaque de caoutchouc recouvrant la voûte palatine porte à son centre un crochet en or. Après avoir fixé avec du ciment les bandes des incisives latérales, on insinue sur les prolongements d'or, jusqu'au point compris entre les centrales et les latérales, des anneaux de caoutchouc qui vont ensuite se fixer au crochet central de la plaque. L'élasticité de ces anneaux attire en dedans les quatre incisives, bien que deux seulement d'entre elles soient encerclées.

La figure 113 montre un procédé quelque peu différent dû au Dr Kingsley. La bande qui repose sur les incisives est en or et porte

des crochets soudés à son bord supérieur pour l'empêcher de glisser
sur la gencive. De son milieu part aussi une mince lame d'or destinée à passer entre les centrales pour aller se relier au centre d'une
plaque en vulcanite à l'aide d'un anneau de caoutchouc. Ce dernier
s'attache à la plaque soit par une ligature, soit en l'insinuant
dans une rainure en fer à cheval découpée à dessein dans la plaque
même.

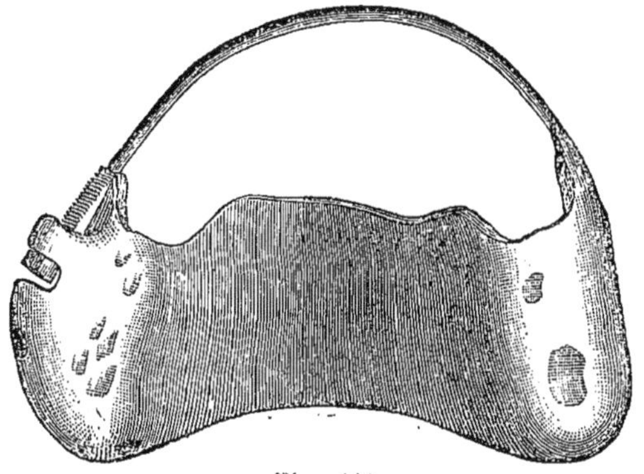

Fig. 114.

Dans bon nombre de cas, l'élasticité du caoutchouc ne suffit pas
à mouvoir les quatre dents aussi vite qu'on le voudrait. On peut
alors recourir à l'action directe et forcée de la vis mise en jeu au
moyen de l'appareil imaginé par le Dr G.-S. Perry, comme le
montre la figure 114.

C'est une plaque de vulcanite recouvrant le palais et encastrant
les molaires, à laquelle est fixé un fil d'or demi-rond, recourbé et
assez long pour contourner extérieurement toutes les dents de
molaire à molaire. L'une des extrémités de ce fil recourbé est attachée à demeure à la plaque, tandis que l'autre, filetée, s'engage
dans un écrou en or jouant dans une échancrure que présente la
plaque du côté opposé. En tournant l'écrou on raccourcit le fil et
l'on repousse les dents en dedans.

A-t-on besoin d'une force encore plus considérable, comme dans
les cas où l'on désire refouler à la fois les six dents antérieures ou
bien encore quand les incisives ne cèdent volontiers à aucune force
pouvant être appliquée dans la bouche, il faut chercher un point
d'appui en dehors. Le Dr Kingsley est le premier, croyons-nous,
qui ait conseillé d'utiliser la nuque comme point d'appui d'appareils

propres à faire mouvoir les dents. On en trouvera des modèles dans son ouvrage, pages 133 et 134.

Le Dr Farrar a aussi imaginé un appareil pour remplir le même but, mais il est assez compliqué dans sa construction et son mode d'adaptation.

L'un des plus simples appareils de ce genre est celui du professeur C.-L. Goddard (1). Voici la description qu'il en donne avec son mode d'emploi : « Sur un moule des incisives supérieures j'appliquai une petite feuille de cire recouvrant les faces labiales, les bords tranchants et une partie des faces linguales. Dans la surface antérieure de cette plaque de cire, j'enfonçai un fil d'acier recourbé pour s'adapter à l'arcade et s'étendant de chaque côté d'environ 4 centimètres. Les extrémités de ce fil se contournaient en crochet. Je mis alors en moufle la plaque de cire et le fil en recourbant suffisamment les bouts du fil pour leur permettre de se loger dans le récipient. Le procédé ordinaire de vulcanisation produisit ainsi une plaque en caoutchouc noir muni du fil, comme le montre la figure 115.

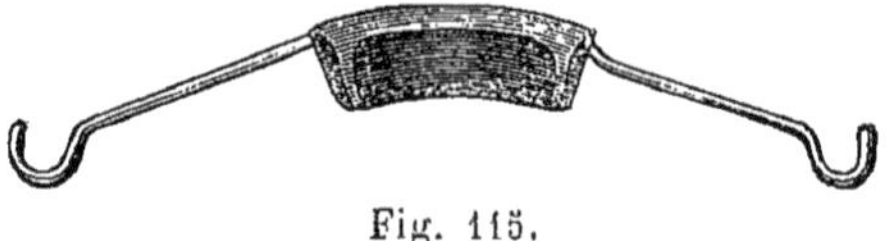

Fig. 115.

« L'appareil placé dans la bouche du sujet, les extrémités du fil s'étendaient, de chaque côté, assez loin en dehors de la bouche pour permettre à des bandes élastiques de les réunir à un couvre-chef, sans toucher les joues.

« Ce couvre-chef était conformé de telle sorte que les élastiques pouvaient s'y attacher en deux points de chaque côté, l'un au-dessus, l'autre au-dessous de l'oreille, au moyen d'agrafes. Il était facile de modifier, suivant les exigences du cas, la direction et l'intensité de la force, en changeant la place les agrafes, et en allongeant ou raccourcissant les élastiques. La figure 116 montre l'appareil en position.

« L'appareil, porté la nuit seulement, ne tarda pas à refouler les

(1) *Annual of the Universal Medical Sciences for* 1888, vol. III, p. 547-551. F.-A. Davis, Philadelphia, publisher.

dents en arrière au degré désiré. Les incisives inférieures frappant
la base des supérieures furent entraînées par celles-ci dans leur
mouvement en arrière. Une fois la correction obtenue, on diminua
légèrement la tension des élastiques, et l'on fit encore porter l'appareil la nuit, pendant quelques mois, pour agir comme fixateur
jusqu'à consolidation des dents.

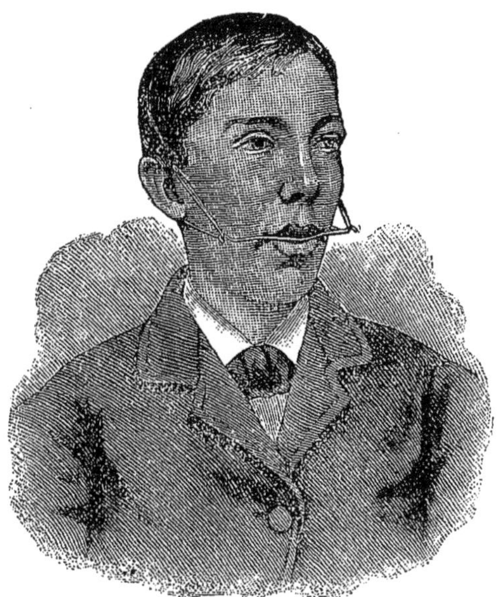

Fig. 116.

« Cet appareil trouve surtout son application dans les cas où la
bouche n'offre pas de dents assez solides pour servir de points
d'appui aux appareils ordinaires, ou bien quand les dents, bien
que présentant assez de résistance, ont une forme telle qu'il est
pratiquement impossible d'y fixer des appareils. »

L'auteur a traité dernièrement le pire cas de l'anomalie en question qu'il eût jamais rencontré, en se servant d'un appareil ne
différant de celui du professeur Goddard que par quelques détails.

Le sujet, garçon de seize ans, avait les dents supérieures qui se
projetaient au-delà des inférieures d'environ deux centimètres. Les
incisives du bas étaient relativement longues et, dans l'occlusion,
leurs bords tranchants s'enfonçaient dans les tissus mous du palais
à une bonne distance de la base des dents du haut. Les deux arcades

étaient larges et bien conformées, à l'exception de la saillie supérieure, et toutes les dents étaient en contact. La figure 117 montre
le rapport des deux séries au moment où le sujet se présenta pour
le traitement.

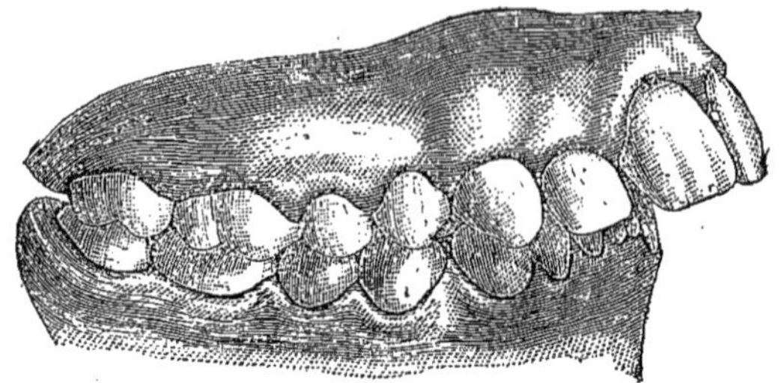

Fig. 117.

Toutes les dents étant également bonnes, on enleva les premières
bicuspides pour faire de la place. Puis l'on construisit un appareil
en vulcanite semblable à celui du professeur Goddard, mais le fil
d'acier, après sa préparation, fut nickelé avant la vulcanisation. Le
couvre-chef se composait d'une sorte de résille en rubans de soie
noire, doubles et garnis de ouate pour le rendre plus supportable.

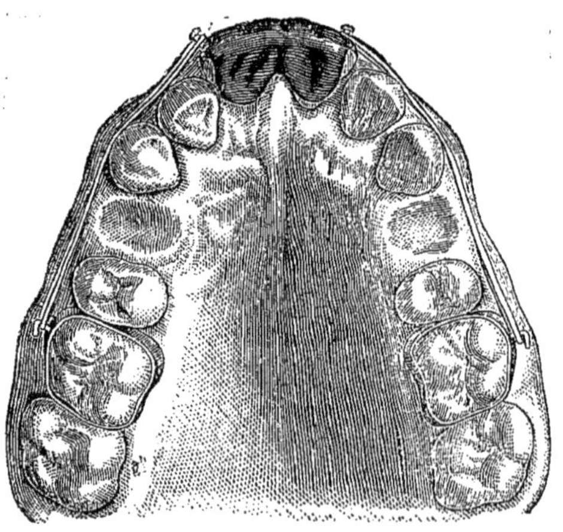

Fig. 118.

Les élastiques étaient des bandes en caoutchouc ordinaire, blanc,
coupées assez larges et perforées près des extrémités pour s'engager
dans les crochets du couvre-chef. Les dents étant grosses, fortes et
solidement implantées, surtout les canines, se murent lentement ;

cependant, en cinq mois, elles rentrèrent en ligne, les canines venant en contact intime avec les secondes bicuspides.

Il fallut réséquer à la meule un peu du bord tranchant des incisives du bas pour permettre à celles du haut de rentrer en dedans.

Le sujet suivait les cours de l'école à l'époque du traitement; or, comme il voulait éviter le ridicule auprès de ses camarades de porter l'appareil ci-dessus, on lui en fit un autre pour les heures de classe. Il consistait en une sorte de selle mince en argent recouvrant les centrales saillantes et portant de chaque côté, sur la face labiale, une broche de platine à tête. Les premières molaires furent entourées d'anneaux de platine, présentant également des crochets en platine sur la face buccale. Ces anneaux furent cimentés tandis que la selle était mobile. La fig. 118 montre l'appareil en position.

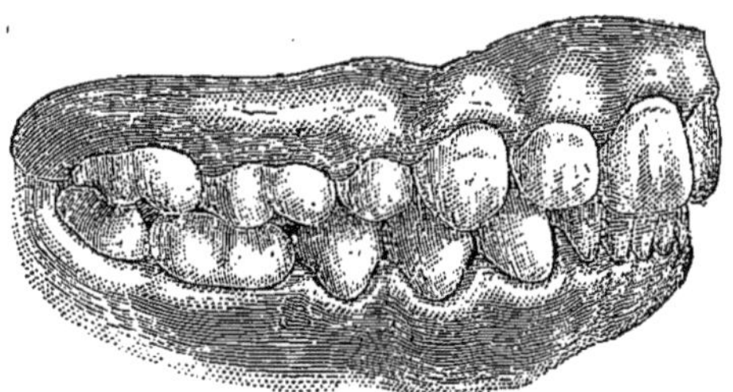

Fig. 119.

La force de traction s'exerçait à l'aide d'anneaux de caoutchouc allant des broches de la selle aux crochets des bandes placées autour des molaires. Comme nous le disions plus haut, cet appareil fonctionnait le jour et servait à maintenir les progrès réalisés pendant la nuit par l'appareil précédent plus puissant. On le mettait le matin avant le départ pour l'école et après les heures de classe on le remplaçait par l'autre.

Le sujet enlevait et remettait lui-même les deux appareils pour les soins de propreté. Il n'en souffrait pas et n'en était pas gêné pour parler. L'opérateur n'avait que très peu de surveillance à exercer.

L'appareil de jour est porté actuellement comme fixateur; pendant les trois premiers mois, il ne devra être quitté ni jour ni nuit, les trois mois suivants la nuit suffira.

La fig. 119 montre les rapports des dents après l'achèvement de l'opération.

CHAPITRE IX

SAILLIE EN AVANT OU PROTRUSION DU MAXILLAIRE INFÉRIEUR.
PROGNATISME

Cette difformité, l'une des plus disgracieuses des anomalies dentaires et donne à l'individu une expression presque inhumaine, gêne considérablement la parole et la mastication et est des plus fréquentes. Nous en avons exposé l'étiologie à l'article prognatisme, première partie de cet ouvrage.

Quand la difformité est légère, on parvient à la corriger, ou au moins à la modifier, en refoulant les incisives inférieures en dedans et en attirant les supérieures en dehors; mais dans les cas prononcés, il semble n'y avoir d'autre remède que dans la rétraction de tout le maxillaire inférieur. La meilleure manière d'arriver au but consiste dans l'emploi d'un couvre-chef, relié à une pièce mentonnière rembourrée par de fortes lanières en caoutchouc. La contraction permanente du caoutchouc finira par amener la modification désirée, au bout d'un temps plus ou moins long, suivant le degré de la difformité et l'âge du sujet.

On admettait autrefois que cette modification de la mâchoire dépendait d'un changement qui se produisait à l'angle du maxillaire ; mais l'hypothèse la plus plausible est celle du Dr Geo.-S. Allen, qui pense que la pression appliquée sur la région mentonnière détermine une résorption de la paroi postérieure de la cavité glénoïde, permettant ainsi aux condyles de reculer et de s'articuler un peu plus en arrière de leur position primitive. Cette explication du phénomène physiologique trouve un appui dans ce fait qu'il est plus facile de provoquer un changement de forme de la cavité glénoïde, que de faire plier le maxillaire en l'un de ses points les plus résistants.

Le Dr Allen a présenté à la Société odontologique de New-York, en 1878, un cas intéressant de rétraction de la mâchoire inférieure. Voici quelques points importants de l'observation : « Comme on peut le voir d'après la photographie (fig. 120) prise à l'époque où le sujet portait son appareil, celui-ci se compose de deux parties. Pour la partie inférieure, je fis une plaque de laiton s'adaptant au

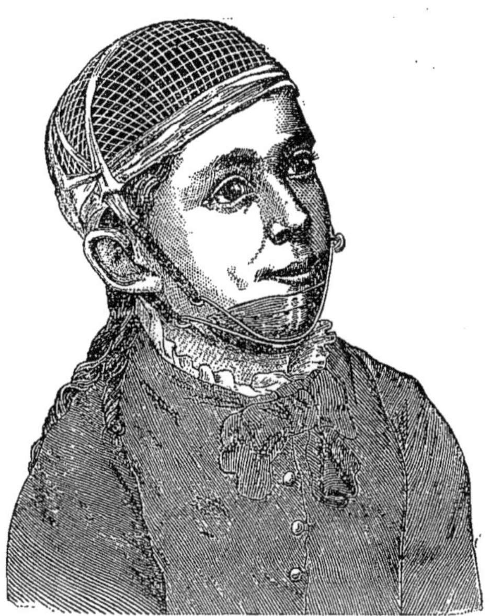

Fig. 120.

menton, avec des bras terminés par des crochets et passant juste au-dessous de la pointe du menton. Ces bras étaient disposés de façon qu'on pût modifier à volonté leur intervalle, rien qu'en les rapprochant ou les écartant par pression. La partie supérieure consistait en une résille recouvrant la tête et munie de chaque côté de deux crochets, l'un au-dessus, l'autre au-dessous de l'oreille. Quand cet appareil fut complet et en fonction, il y avait quatre ligatures de caoutchouc élastique ordinaire, tirant de manière à repousser la mâchoire inférieure presque directement en arrière. Le travail marcha si rapidement qu'au bout de deux mois l'anomalie était presque entièrement corrigée. Je ne vois pas pourquoi on n'adopterait point, dans tous les cas de ce genre, ce procédé ou d'autres moyens analogues. S'il s'en présente à moi, même à l'âge de douze à treize ans, j'essayerai certainement ce mode de traitement et d'une manière complète, avant d'en tenter aucun autre. »

Les docteurs Winner de Wilmington ont communiqué à l'auteur, avec les modèles à l'appui, l'observation d'un fait se rapprochant du précédent (fig. 121 et 122). Il s'agissait ici d'un enfant de quatorze ans, grand, mince, d'une bonne santé générale, mais un peu délicat. Il manquait, d'après les modèles, une bicuspide de chaque côté à la mâchoire supérieure, tandis qu'à l'inférieure il restait encore deux molaires caduques. On n'avait, dit-on, jamais enlevé

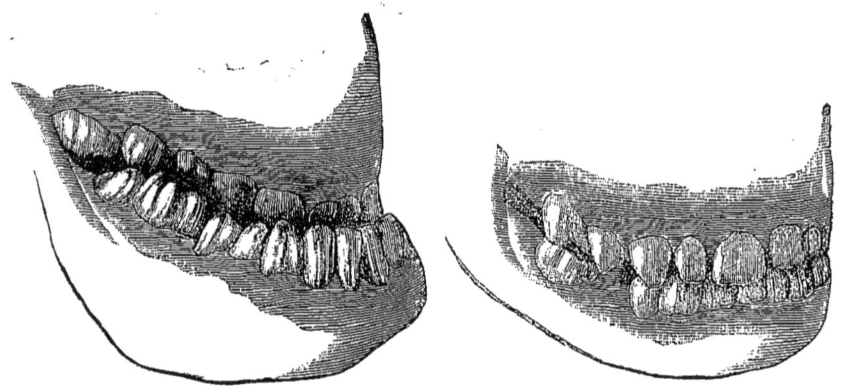

Fig. 121 et 122.

de dents, de sorte que les deux bicuspides n'avaient probablement pas fait leur éruption.

Les centrales du haut étaient fortement usées à leur bord tranchant et sur la face labiale par suite du frottement des inférieures.

Après avoir extrait les molaires caduques du bas, on fit une plaque recouvrant les dents postérieures du haut, et disposée de telle sorte que, tout en offrant une surface de mastication pendant que les dents étaient écartées, elle agissait en outre comme plan incliné pour aider la mâchoire inférieure à se mouvoir en arrière. Depuis le début du traitement jusqu'à la fin, le sujet porta l'appareil décrit dans *Oral Surgery* de Garretson, la tension d'abord légère s'augmentant jusqu'au point qui put se tolérer sans une gêne trop considérable ; au bout de neuf semaines, l'articulation était normale, mais on maintint encore l'appareil quelques semaines sans augmenter la tension, afin d'assurer le résultat satisfaisant déjà acquis.

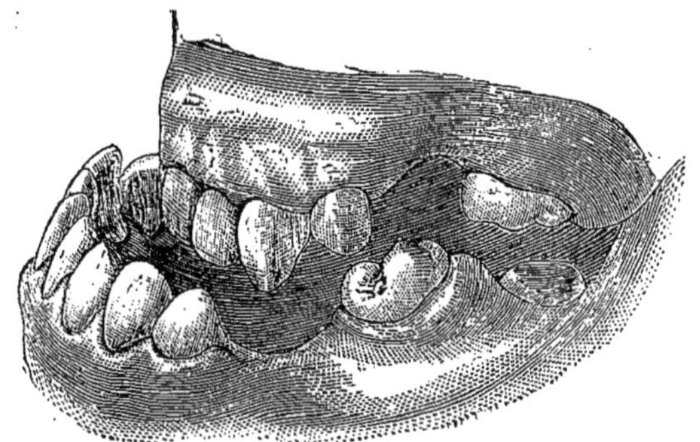

Fig. 123.

La fig. 123 montre l'exemple le plus prononcé de ce genre de difformité que l'auteur ait jamais rencontré. Le sujet était un homme de quarante ans qu'un dentiste voisin lui avait présenté pour savoir ce qu'on pourrait tenter pour corriger l'anomalie. La mâchoire inférieure était très grande dans toutes ses dimensions, tandis que la supérieure était d'une petitesse correspondante. Les incisives du bas, tout en s'inclinant nettément en dedans, avaient pourtant leur bord tranchant éloigné, suivant une ligne horizontale, de celui des incisives supérieures d'environ un centimètre et demi. A la mâchoire du haut, il manquait la latérale droite, la seconde bicuspide et la première molaire. En bas, le sujet avait perdu deux molaires et une bicuspide du côté gauche, et la première molaire droite. Toutes les dents du haut passaient en dedans des inférieures, sauf les premières bicuspides, dont les tubercules externes s'articulaient légèrement avec les tubercules linguaux antérieurs des molaires antagonistes inférieures.

L'âge avancé du sujet, joint aux conditions que nous venons d'indiquer, mettait ce cas au-dessus des ressources de l'art. On en avertit le malheureux, tout en lui conseillant l'usage d'une pièce recouvrant et masquant les dents naturelles du haut par des dents artificielles montées en dehors, pour s'articuler avec les dents du bas ; mais l'idée ne lui plut pas et il se résolut à passer le reste de sa vie comme il avait passé la première, du moins au point de vue de son appareil dentaire.

CHAPITRE X

ARTICLES DIVERS. — DÉFAUT D'OCCLUSION ANTÉRIEURE

Dans certains cas rares, on voit les dents antérieures ne pas venir en contact dans l'occlusion des mâchoires. Les bicuspides et les molaires du haut et du bas peuvent s'articuler normalement, mais à la partie antérieure de la bouche il existe, dans la fermeture des mâchoires, un espace plus ou moins grand entre les bords tranchants des incisives. L'intervalle le plus grand est sur la ligne médiane, diminuant graduellement vers les canines. Cette anomalie non seulement gêne l'élocution, mais rend encore ces dents inutiles pour la fonction masticatoire.

A première vue, les incisives paraissent avoir leur couronne trop courte, mais l'examen montre qu'elles sont de longueur normale et que le raccourcissement dépend du procès alvéolaire et peut-être de la mâchoire elle-même.

Dans la plupart des cas, on constate que les deux arcades sont normales sous le rapport de la forme et des dimensions, qu'il n'y a ni protrusion, ni introversion soit en haut, soit en bas, et que les dents supérieures seules sont en faute.

La fig. 124 représente un cas type de ce genre, le modèle provenant de la collection du Dr H.-A. Baker.

Cette anomalie est heureusement rare, car c'est elle qui résiste le plus à l'intervention de l'art.

La cause a été attribuée tantôt à la succion du pouce, tantôt à l'habitude de dormir la bouche ouverte, et au déplacement de l'articulation à la suite de l'extraction intempestive de quelques-unes des dents postérieures ; cette étiologie diverse est sans doute exacte

dans bon nombre de cas, cependant la difformité dépend sans doute
plus souvent du défaut de développement de l'os alvéolaire dans la
région incisive, ou d'une variation insolite dans le plan du bord
alvéolaire de la mâchoire. L'auteur n'a pas observé de cas où l'on
pût incriminer la transmission héréditaire, il croit donc à une particularité dans le développement du maxillaire, naissant chez le
sujet lui-même et s'y limitant.

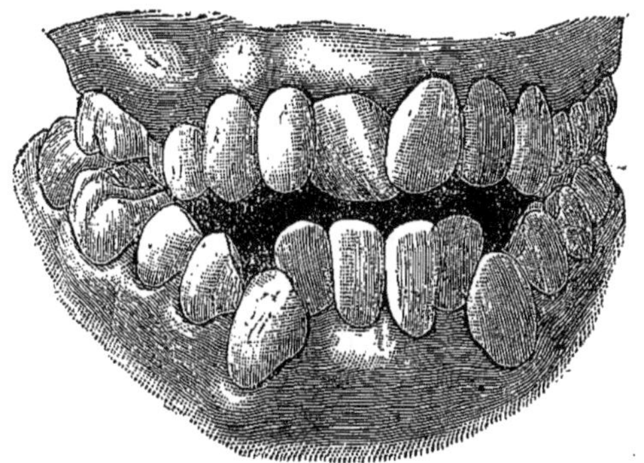

Fig. 124.

On n'a tenté, autant que le sache l'auteur, que deux méthodes de
traitement. L'une, quand la difformité est légère, consiste à user les
tubercules et les points d'antagonisme de quelques-unes ou de toutes
les dents postérieures dans le but de raccourcir l'articulation, et de
rapprocher ainsi les dents antérieures. On ne peut pas aller bien
loin dans cette voie, sans priver les dents de leur émail en certains
points et sans mettre à nu l'ivoire sensible, mais, en procédant
avec modération, c'est là un bon moyen d'atténuer un peu la difformité.

L'autre méthode, convenant aux cas graves, consiste à exercer
une pression sur la partie antérieure du maxillaire inférieur à l'aide
d'un couvre-chef, d'une pièce mentonnière et de bandes de caoutchouc, appareil très analogue à celui qu'on emploie pour la rétraction de la mâchoire du bas, avec cette différence qu'ici la force doit
agir dans une direction presque verticale. Au bout de quelques
mois de grande persévérance, les condyles du maxillaire inférieur
se seront fait une nouvelle cavité articulaire.

DÉFAUT D'ALLONGEMENT DES DENTS ANTÉRIEURES

Normalement chaque dent s'avance, dans le cours de son éruption, jusqu'à ce que la totalité de sa couronne se projette au-delà du bord libre gingival, et que son bord tranchant ou sa surface masticatoire se trouve en relation convenable avec les mêmes surfaces des organes avoisinants. L'éruption complète, peut être retardée ou entièrement empêchée par des circonstances accidentelles, mais l'allongement exagéré ne saurait se faire spontanément. Quand il a lieu, il résulte en général d'un état pathologique du péricément, déterminé le plus souvent par telle ou telle forme d'irritation, ou bien du défaut d'occlusion avec les dents antagonistes. Dans ce dernier cas, l'allongement n'est que la manifestation d'un effort de la nature pour se débarrasser d'un organe inutile.

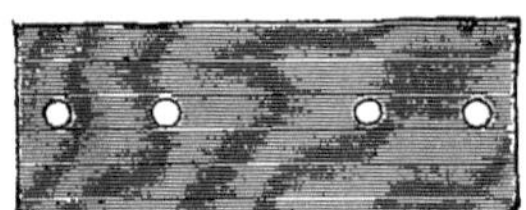
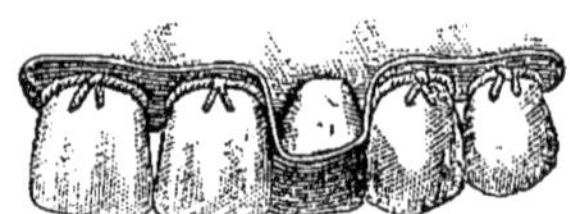

Fig. 125   Fig. 126

Le traitement correcteur amène quelquefois l'allongement d'une ou de plusieurs incisives supérieures, par suite, soit de l'irritation des tissus mous environnant la dent causée par la pression de l'appareil de redressement, soit de l'application de la force d'une manière assez malheureuse pour faciliter la sortie de la dent de son alvéole.

En pareils cas, il faut éloigner la cause et laisser reposer les parties affectées. L'allongement étant dû, dans le premier exemple, à l'épaississement temporaire de la membrane péridentaire irritée, une période de repos ne manquera guère de ramener les choses à l'état normal. Quand il résulte d'une mauvaise direction de la force, l'opération, après avoir été suspendue pendant un certain temps, devra être reprise avec des appareils plus corrects. Cependant, si telle ou telle circonstance empêchait de recourir à temps aux moyens précédents, on pourrait exercer une certaine pression pour repousser la dent dans son alvéole. Un procédé très simple est celui conseillé par le Dr Wilhelm pour maintenir une dent réimplantée.

Il consiste à couper une bandelette courte et étroite du caoutchouc servant au *rubber dam* et à la perforer de telle sorte qu'une fois en place, les couronnes de deux dents de chaque côté de l'organe affecté sortent à travers les ouvertures, tandis que la dent allongée sera en partie couverte et comprimée par les portions intermédiaires du caoutchouc.

Les fig. 125 et 126 montrent la bandelette en question isolée et en position. Une autre manière de repousser la dent allongée consiste dans l'emploi d'une plaque de vulcanite munie d'une bande d'or, disposée de façon à reposer et presser sur le bord tranchant de l'organe.

Ni l'un ni l'autre de ces appareils n'ont besoin d'être portés longtemps, car la pression continue ne tardera pas à remettre la dent en place.

MOYENS D'AIDER LES DENTS ANTÉRIEURES A PRENDRE
LEUR ALIGNEMENT NORMAL

Quand les dents incisives ont subi un arrêt dans leur éruption, par suite du contact trop intime des dents voisines ou par d'autres causes, on peut souvent les aider à prendre leur alignement normal. S'il existe de l'espace, elles accompliront spontanément leur éruption totale, comme nous l'avons exposé. Quelquefois cependant elles ne le font pas, malgré l'absence d'obstacle visible; alors on peut en conclure légitimement qu'il y a quelque cause dans les tissus sous-gingivaux. Tantôt cette cause est inexplicable, tantôt elle consiste dans une courbure ou une tuméfaction de la racine qui s'oppose à la sortie complète de l'organe, et généralement on ne peut se prononcer qu'après divers essais d'intervention.

Le retard de l'éruption tient-il simplement à une suspension du processus éruptif, le moyen le plus simple et le plus efficace sera de fixer une ligature de soie autour du collet dentaire et de le pousser cette fois sous le bord gingival, ou un petit anneau de caoutchouc. Il en résultera une irritation du péricément qui, en se tuméfiant, forcera la dent à progresser. Pour empêcher une élongation exagérée de l'organe, on devra surveiller le cas jour par jour, et l'on retirera la ligature irritante dès que la dent sera arrivée en ligne. A défaut de cette surveillance, la dent pourrait être chassée complètement de son alvéole et perdue.

Ce moyen simple échoue-t-il, l'obstacle se trouve probablement dans une anomalie osseuse, et il faut essayer des engins mécaniques de force modérée. Nous en avons signalé quelques-uns au chapitre II, partie III.

Le Dr A.-E. Matteson a imaginé (*Harris's Principles and Practice*, 12e édit., p. 439) un appareil pour favoriser l'allongement de plusieurs incisives à la fois. Il se compose d'une plaque de vulcanite à laquelle s'attache un fragment de ressort d'horloge, de forme appropriée. Ce ressort est découpé et usé sur son bord externe de façon à laisser des parties saillantes qui, s'insinuant entre les dents, au niveau du collet, devront porter sur les parties plus larges des couronnes. Après avoir été convenablement ajusté, le ressort se rive sur la partie antérieure de la plaque juste en arrière des dents à faire mouvoir. Pour appliquer l'appareil, on insinue les projections entre les dents et on l'enfonce à demeure. L'élasticité du ressort, légèrement courbé avec les parties saillantes, exercera sur les dents une pression longitudinale et les obligera à s'allonger.

Il importe de surveiller soigneusement l'action de tous les appareils de ce genre, car la force ne doit être ni trop grande, ni trop prolongée.

En cas d'échec de tous les moyens précédents, on est en droit de conclure que la racine est recourbée, ou le siège d'une exostose en quelque point de sa longueur, et le plus sage est de renoncer à toute nouvelle intervention.

Au début de sa pratique, l'auteur avait essayé de faire tourner une canine supérieure, et n'obtenant aucun effet des appareils généralement employés, il en conclut à une anomalie de la racine.

L'examen avec le doigt des tissus qui recouvraient cette racine lui démontra une courbure considérable de cette partie, et il renonça aussitôt à toute tentative de rotation. Si l'examen avait été fait, comme il aurait dû l'être, avant de commencer les opérations, beaucoup de peine et d'ennuis auraient été épargnés au sujet aussi bien qu'à l'opérateur.

Quand une dent ne peut faire son éruption complète par suite de l'empiètement des organes adjacents sur l'espace qui lui est réservé, il faut commencer par créer de la place en exerçant une pression latérale sur les dents en question, avant tout essai d'allongement. De fait, le simple agrandissement de l'espace et son maintien pendant un certain temps suffiront d'ordinaire à la sortie spontanée de l'organe. Et s'il est besoin d'aide, on pourra recourir à l'un ou l'autre des procédés mécaniques ci-dessus.

La luxation de la dent anormale au moyen du davier est rarement justifiable, car l'obstacle à l'éruption complète n'est pas toujours facile à apprécier. Dans certains cas exceptionnels, où un examen attentif ne révèle aucun signe de malformation de la racine et où il est parfaitement évident que le défaut d'éruption ne tient qu'à un léger empiètement des dents adjacentes, le davier peut être un excellent moyen d'intervention.

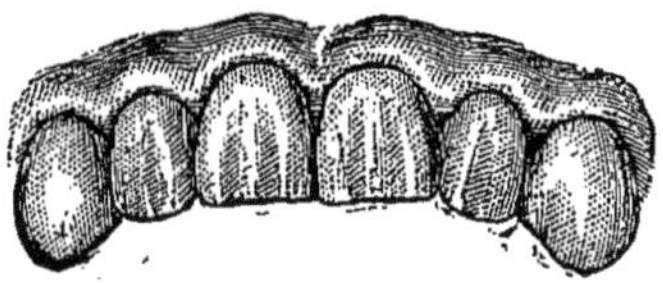

Fig. 127.

L'auteur a rencontré un de ces cas exceptionnels. Il s'agissait d'un monsieur d'environ vingt-huit ans, chez qui l'incisive centrale droite était près de 3 millimètres plus courte que la gauche. En raison de son éruption tardive, elle n'avait pas trouvé tout l'espace voulu pour se loger convenablement, comme on le voit figure 127.

La différence de longueur des deux incisives étant trop considérable pour qu'on pût songer à diminuer la plus grande, on résolut d'allonger la plus courte, après un examen minutieux des parties.

Pour éviter de léser la couronne, on l'entoura de papier de verre, et le davier, par un mouvement de rotation eut bientôt fait d'amener l'organe en position. La pression des dents adjacentes le maintenait là solidement, mais il n'eût pas été sage de compter sur un moyen de rétention aussi peu sûr ; aussi se préoccupa-t-on de construire un appareil capable non seulement d'empêcher la dent de rentrer dans son alvéole, mais encore de s'opposer à son mouvement en avant sous l'influence des pressions latérales. Le client désirait en outre que l'appareil fût aussi peu visible que possible.

Pour réaliser tout cela, on prit un fragment de fil d'or platinisé un peu plus gros qu'une broche à dent pour vulcanite, on le replia en fer à cheval et on le recourba pour l'adapter aux surfaces palatines de l'organe rectifié et des deux dents adjacentes. Puis on aplatit les deux extrémités du fil et on le replia en crochets destinés à reposer sur les bords tranchants de la centrale et de la latérale adjacentes. Une ligature de soie, passée autour de la dent à maintenir, fut liée en avant d'elle, puis les deux chefs furent ramenés en arrière pour les lier ensemble juste au-dessous du fer à cheval. Celui-ci une fois en place, on l'attacha à la ligature au point le plus inférieur de sa courbure centrale.

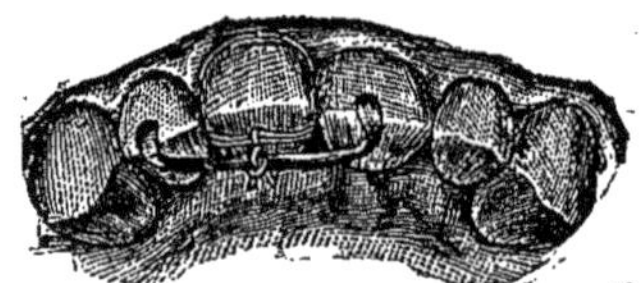

Fig. 128

La ligature maintenait ainsi l'appareil en position, et ce dernier à son tour empêchait la dent de se déplacer. La double disposition du fil et de la ligature s'opposait en outre à la possibilité du mouvement de l'organe en avant. La figure 128 montre l'appareil en place. Les seules parties qui en étaient visibles étaient les extrémités arrondies des crochets embrassant les bords tranchants des deux dents adjacentes.

Quand on a l'espace suffisant, la dent, après avoir été amenée en ligne, peut y être maintenue à l'aide de la bande en platine et de la barre d'extension, dont nous avons donné la description à propos de la rétention d'une dent qui a été repoussée en arrière dans la ligne de l'arcade.

MODIFICATIONS A APPORTER A LA FORME DES DENTS

Pendant le travail de régularisation ou après son achèvement, l'une des opérations accessoires les plus utiles, quand elle est indiquée, consiste à modifier la forme de certaines dents pour en améliorer encore l'apparence.

Cette opération n'est sans doute pas nécessaire dans la majorité des cas, mais quand elle trouve son indication, elle ajoute immensément à l'aspect du sujet et est des plus satisfaisantes pour les parents et pour l'opérateur. Elle peut s'exécuter au moyen de la lime, des pointes de corindon, du disque en papier de verre ou de bandelettes à émeri, chacun de ces objets ayant sa valeur suivant les exigences des cas.

Elle n'est pas souvent indiquée pour les surfaces approximales des dents, mais quand elle l'est, il ne faut pas réséquer beaucoup de tissu et l'on doit polir ensuite la surface d'une manière parfaite.

L'auteur n'a eu qu'un seul cas où il lui sembla à propos de toucher aux surfaces approximales. Il s'agissait d'une demoiselle d'environ vingt et un ans, dont les dents antérieures du haut étaient légèrement proéminentes. Elles se touchaient, et toutes les dents postérieures étaient si parfaites, au point de vue de la structure, de l'alignement et de l'occlusion, qu'il était impossible de songer à en sacrifier aucune.

Les six dents antérieures présentaient toutes de petites cavités sur eurs faces latérales, aussi se décida-t-on à profiter des obturations demandées pour enlever une faible portion de chaque surface approximale, dans l'espoir que la création de ces petits espaces interdentaires amènerait plus d'harmonie dans l'arcade. En effet, une fois toutes ces opérations terminées, on repoussa les dents en dedans, et le résultat fut tout ce que l'on pouvait désirer.

. Quelquefois, des dents qui ont achevé leur éruption dans des positions défectueuses, une fois rectifiées, dépassent un peu la ligne des bords tranchants de leurs voisines et des autres dents de l'arcade. Toute tentative pour les diminuer en les refoulant dans leurs alvéoles serait non seulement fort difficile, mais même futile dans bien des cas. Le meilleur plan, quand la différence de longueur n'est pas considérable, est d'user quelque peu leurs bords tranchants pour arriver ainsi au but désiré d'une manière très simple. D'autres fois, des dents irrégulièrement placées ont, par défaut de frottement conservé leur forme arrondie, normale, tandis que leurs voisines ont eu leur bord tranchant plus ou moins usé, soit par un vice d'occlusion, soit par un usage excessif. Une fois la rectification obtenue, ce manque d'uniformité peut produire un contraste désagréable. On rétablira l'harmonie en modifiant les bords tranchants des dents non usées, de façon à les faire ressembler aux dents voisines.

Il se rencontre des cas où la modification de forme peut avoir un but plus utile que celui d'améliorer l'expression. On voit, par exemple, une dent supérieure, retardée dans son éruption, dans l'impossibilité de se mettre complètement en ligne parce qu'elle se rencontre bord à bord avec son antagoniste de la mâchoire inférieure. En pareil cas, on pourrait repousser la dent anormale suffisamment en dehors pour lui permettre d'achever son éruption, puis la maintenir dans cette position jusqu'à ce qu'elle recouvre la dent du bas; mais le travail peut se simplifier avantageusement, dans la plupart des cas, en taillant légèrement en biseau le bord ou le tubercule de l'organe inférieur sur sa face labiale, et celui de l'organe supérieur sur sa face palatine. Le plan incliné ainsi formé permettra à la dent du haut de glisser sur celle du bas pour venir en ligne, et ce mouvement ne manquera pas de s'exécuter s'il n'y a pas d'obstacles imprévus.

L'auteur a eu l'occasion de voir récemment un cas de ce genre : une incisive latérale supérieure se trouva retardée de la sorte dans son éruption jusqu'au moment où le sujet atteignit ses quarante ans. Il suffit de tailler en biseau le bord tranchant de cette dent et celui de son antagoniste pour corriger l'anomalie dans l'espace d'une année.

Il se présentera d'autres conditions où la légère modification de la forme d'une dent aidera notablement le travail de rectification, ou même constituera à elle seule un moyen simple de correction, sans compter les cas où elle augmentera beaucoup l'effet de quelque opération heureuse et prolongée du domaine de l'orthodontechnie.

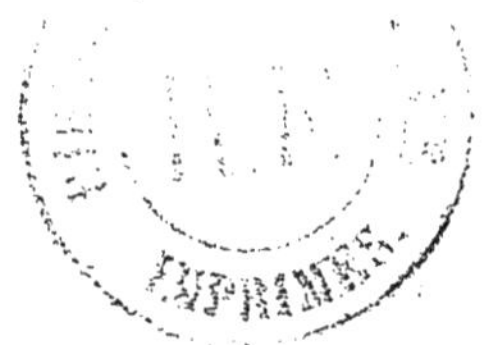

TABLE DES MATIÈRES

TOURS, IMPRIMERIE PAUL BOUSREZ

Tours, imp. PAUL BOUSREZ

www.ingramcontent.com/pod-product-compliance
Ingram Content Group UK Ltd.
Pitfield, Milton Keynes, MK11 3LW, UK
UKHW020200130726
13696UKWH00002B/630